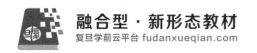
融合型·新形态教材
复旦学前云平台 fudanxueqian.com

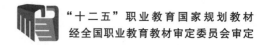
"十二五"职业教育国家规划教材
经全国职业教育教材审定委员会审定

普通高等学校学前教育专业系列教材

学前儿童常见疾病

主　编　张劲松
副主编　沈理笑
编　者（按姓氏笔画排列）
　　　王周烨　王俊丽　帅　澜　任　芳
　　　李　锋　李　蕴　沈理笑　张劲松
　　　夏卫萍　徐明玉　章依文　薛敏波

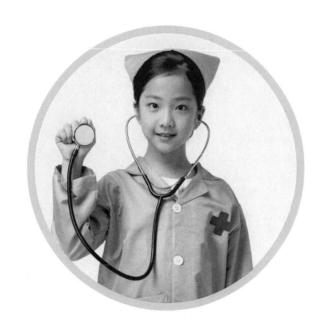

复旦大学出版社

内容提要

本书以2011年教育部颁布的《教师教育课程标准（试行）》及教育部高等职业学校学前教育专业教学标准为编写依据，以教育部《3~6岁儿童学习与发展指南》为参照体系，以现代健康观和健康促进理念为引领。全书共分九章。第一章绪论，重点介绍学前儿童的生理特点、保健重点以及影响儿童生长发育的因素；第二至第五章分别介绍幼儿常见呼吸系统、循环系统、泌尿系统、消化系统的疾病与预防；第六章介绍学前儿童五官科常见疾病与预防；第七章介绍营养性疾病；第八章介绍幼儿常见的发育行为和心理障碍；第九章介绍学前儿童常见的一些症状及其处理。

本书可供学前教育专业学生使用，也可作为幼儿教师的在职培训教材，并适用于广大从事幼教专业的人员以及学前儿童家长学习和参考。

（本教材配有PPT教学课件，教学单位可登录复旦学前云平台www.fudanxueqian.com免费下载）

复旦学前云平台
数字化教学支持说明

　　为提高教学服务水平，促进课程立体化建设，复旦大学出版社学前教育分社建设了"复旦学前云平台"，以为师生提供丰富的课程配套资源，可通过"电脑端"和"手机端"查看、获取。

【电脑端】

　　电脑端资源包括 PPT 课件、电子教案、习题答案、课程大纲、音频、视频等内容。可登录"复旦学前云平台"www.fudanxueqian.com 浏览、下载。

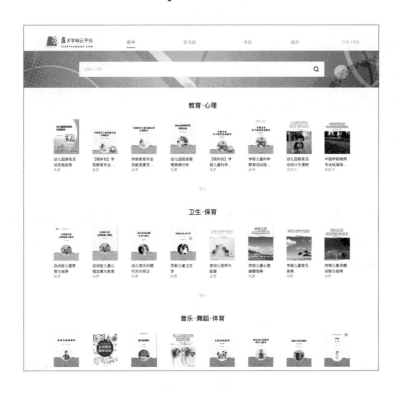

　　Step 1　登录网站"复旦学前云平台"www.fudanxueqian.com，点击右上角"登录 / 注册"，使用手机号注册。

　　Step 2　在"搜索"栏输入相关书名，找到该书，点击进入。

　　Step 3　点击【配套资源】中的"下载"（首次使用需输入教师信息），即可下载。音频、视频内容可通过搜索该书【视听包】在线浏览。

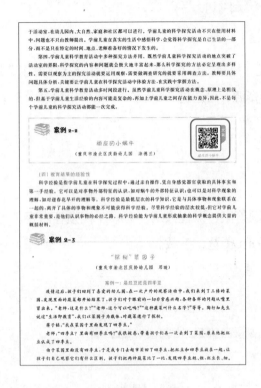

📱【手机端】

PPT 课件、音视频、阅读材料：用微信扫描书中二维码即可浏览。

扫码浏览

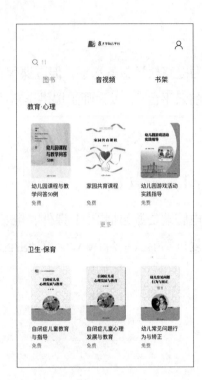

📖【更多相关资源】

更多资源，如专家文章、活动设计案例、绘本阅读、环境创设、图书信息等，可关注"幼师宝"微信公众号，搜索、查阅。

平台技术支持热线：029-68518879。

"幼师宝"微信公众号

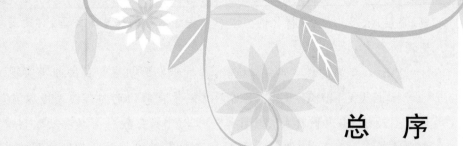

总　序

　　学前教育是国民教育体系的重要组成部分,是终身教育的开端,幼儿教师教育担负着学前教师职前培养和职后培训、促进教师专业成长的双重任务,在教育体系中具有职业性和专业性、基础性和全民性的战略地位。

　　自1903年湖北幼稚园附设女子速成保育科诞生始,中国幼儿教师教育走过了百年历程。可以说,20世纪上半叶中国幼儿教师教育历经了从无到有、从抄袭照搬到学习借鉴的萌芽、创建过程;新中国成立以后,幼儿教师教育在规模与规格、质量与数量、课程与教材建设等方面得到较大提升与发展。中国幼儿教师教育历经稳步发展、盲目冒进、干扰瘫痪、恢复提高和由弱到强的发展过程。

　　1999年3月,教育部印发《关于师范院校布局结构调整的几点意见》,幼儿教师教育的主体由中等教育向高层次、综合性的高等教育转变;由单纯的职前教育向职前职后教育一体化、人才培养多样化转变;由独立、封闭的办学形式向合作、开放的办学形式转变;由单一的教学模式向产学研相结合的、起专业引领和服务支持作用的综合模式转变。形成中专与大专、本科与研究生、统招与成招、职前与职后、师范教育与职业教育共存的,以专科和本科层次为主的,多规格、多形式、多层次幼儿教师教育结构与体系。幼儿教师教育进入由量变到质变的转型提升进程,由此引发了人才培养、课程设置、教学内容等方面的重大变革。课程资源,特别是与之相适应的教材建设成为幼儿教师教育的当务之急。

　　正是在这一背景下,"全国学前教育专业系列教材"编审委员会在广泛征求意见和调查研究的基础上,开始酝酿研发适应幼儿教师教育转型发展的专业教材,这一动议得到有关学校、专家的认同和教育部师范教育司有关领导的大力支持。2004年4月,复旦大学出版社组织全国30余所高校学前教育院系、幼儿师范院校的专家、学者会聚上海,正式启动"全国学前教育专业系列"教材研发项目。2005年6月,第一批教材与广大师生见面。此时,恰逢"全国幼儿教师教育研讨会"召开,研讨会上,教育部师范教育司有关领导对推进幼儿教师教育优质课程资源建设作出指示:一是直接组织编写教材,二是遴选优秀教材,三是引进国外优质教材;开发建设有较强针对性、实效性、反映学科前沿动态的、幼儿教师培养和继续教育的精品课程与教材。

　　结合这一指示精神,编审委员会进一步明确了教材编写指导思想和教材定位。首先,从全国有关院校遴选、组织一批政治思想觉悟高、业务能力强、教育理论和教学实践经验丰富的专家学者,组成教材研发、编撰队伍,探索建立具有中国幼儿教师教育特色、引领学前教育和专业发展的、反映课程改革新成果的教材体系;努力打造教育观念新、示范性强、实践效果好、影响面大和具有推广价值的精品教材。其次，建构以专科、本科层次为主，兼顾中等教育和职业教育，多层次、多形式、多样化的文本与光盘相结合的课程资源库，有效满足幼儿教师教育对课程资源的需求。

经过八年多的教学实践与检验，教材研发的初衷和目的初步实现。截至 2013 年 8 月，系列教材共出版 140 余种，其中 8 种教材被教育部列选为普通高等教育"十一五""十二五"国家级规划教材，16 种教材入选教育部"十二五"职业教育国家规划教材，《手工基础教程》被教育部评选为普通高等教育"十一五"国家级精品教材，《幼儿教师舞蹈技能训练》荣获教育部教师教育国家精品资源共享课，《健美操教程》获得教育部"改革创新示范"教材；系列教材使用学校达 600 余所，受益师生数十万人次。

伴随国务院《关于当前发展学前教育的若干意见》和《国家中长期教育改革和发展规划纲要(2010—2020 年)》的贯彻落实，幼儿教师准入制度和标准的建立、健全，幼儿教师教育面临规范化、标准化、专业化和前瞻化发展的机遇与挑战。一方面，优质学前教育资源已成为国民普遍地享受高质量、公平化、多样性学前教育的新诉求。人才培养既要满足当前学前教育快速发展对幼儿师资的需求，还要确保人才培养的高标准、严要求以及幼儿教师职后教育的可持续发展；另一方面，学前教育专业向 0～3 岁早期教育、婴幼儿服务、低幼儿童相关产业等领域拓展与延伸，已然成为专业发展与服务功能发挥的必然趋势。这一发展动向既是社会、国民对专业人才的要求与需求，也是高等教育服务社会、培养高层次专业人才的使命。为应对机遇与挑战，幼儿教师教育将会在三个方面产生新变化：一是专业发展广义化，专业方向多元化，人才培养多样化，教师教育终身化；二是课程设置模块化，课程方案标准化，课程发展专业化和前瞻化；三是人才培养由旧三级师范教育(中专、专科、本科)向新三级师范教育(专科、本科、研究生)稳步跨越。

为及时把握幼儿教师教育发展的新变化，特别是结合 2011 年 10 月教育部颁布的《教师教育课程标准(试行)》，编审委员会将与广大高校学前教育院系、幼儿师范院校共同合作，从三个方面入手，着力打造更为完备的幼儿教师教育课程资源与服务平台，并把这套教材归入"全国学前教育专业(新课程标准)'十二五'规划教材系列"。第一，探索研发应用型学前教育专业本、专科层次系列教材，开发与专业方向课程、拓展课程、工具性课程、实践课程和模块化课程相匹配的教材，研发起专业引领作用的幼儿教师继续教育教材；第二，努力将现代科学技术、人文精神、艺术素养与幼儿教师教育有效融合并体现在教材之中，有效提升幼儿教师综合素养；第三，教材编写力图体现幼儿教师教育发展趋势与专业特色，反映优秀中外教育思想、幼儿教师教育成果，全面提高幼儿教师教育质量；第四，建构文本、多媒体和网络技术相互交叉、相互整合、相互支持的立体化、网络化、互动化的幼儿教师教育课程资源体系，为创建具有中国特色的幼儿教师教育高品质专业教材体系贡献我们的力量。

"全国学前教育专业系列教材"编审委员会

2013 年 8 月

前　言

有效开展学前儿童卫生保健和托幼机构卫生保育工作是促进儿童健康成长,提高国民素质,实现经济和社会全面进步的重要措施。我国政府历来十分关心儿童的健康成长,相继出台了一系列法规和文件。然而,托幼机构卫生保健工作的顺利开展不但需要强有力的政策制度支持,而且还需要技术水平过硬的学前教育和卫生保健工作人员队伍。随着社会发展对幼儿教育人才需求的大量增加,培养理论功底扎实、实践能力强的学前教育专门人才,已经成为该领域专业人才培养的发展方向。

为适应我国学前教育事业发展的需要,我们邀请了来自上海交通大学医学院附属的3所三级甲等医院(新华医院、上海市儿童医院、上海儿童医学中心)的医生来共同编写本教材,他们集临床、教学、科研于一身,同时有丰富的儿童医学临床、教学经验,科研项目和论著丰硕,医学实践与基层托幼机构和学校有着紧密的工作联系,因而可以从医学卫生专业视角,揭示当前我国学前儿童的主要疾病,懂得托幼机构教师和卫生保健人员究竟应该掌握并运用怎样的知识和技能才能更好地促使儿童身心健康成长。

全书共分九章。第一章绪论重在介绍学前儿童的生理特点、保健重点以及影响儿童生长发育的因素;第二至第五章分别介绍幼儿常见呼吸系统、循环系统、泌尿系统、消化系统的疾病与预防;第六章介绍学前儿童五官科常见疾病与预防;第七章介绍营养性疾病;第八章介绍幼儿常见的发育行为和心理障碍;第九章介绍学前儿童常见的一些症状及其处理。

全书由张劲松医师担任主编,沈理笑医师担任副主编。第一章由沈理笑编写;第二章由王俊丽医师编写;第三章由李锋医师编写;第四章由徐明玉医师编写;第五章由徐明玉医师编写;第六章由李蕴医师编写;第七章由薛敏波医师编写;第八章由张劲松、夏卫萍、帅澜、王周烨、章依文医师编写;第九章由沈理笑、任芳、李锋、王俊丽医师编写。

由于教材涉及的范围比较广泛,难免存在不足之处,恳请广大读者提出宝贵的建议和意见,以便再版时修正。

编　者

2013 年 9 月

目　录

第一章　绪论 ……………………………………………………………… 1

　　第一节　学前儿童的生理特点 ………………………………………… 1

　　第二节　学前儿童的保健重点 ………………………………………… 2

　　第三节　影响学前儿童生长发育的因素 ……………………………… 2

第二章　幼儿常见呼吸系统疾病 ………………………………………… 4

　　第一节　急性上呼吸道感染 …………………………………………… 4

　　第二节　急性感染性喉炎 ……………………………………………… 6

　　第三节　急性支气管炎 ………………………………………………… 7

　　第四节　支气管哮喘 …………………………………………………… 8

　　第五节　肺炎 …………………………………………………………… 11

第三章　幼儿常见循环系统疾病 ………………………………………… 16

　　第一节　常见先天性心脏病 …………………………………………… 16

　　第二节　病毒性心肌炎 ………………………………………………… 19

　　第三节　儿童心律失常 ………………………………………………… 20

第四章　幼儿常见泌尿系统疾病 ………………………………………… 23

　　第一节　急性肾小球肾炎 ……………………………………………… 23

　　第二节　肾病综合征 …………………………………………………… 25

　　第三节　泌尿道感染 …………………………………………………… 27

　　第四节　血尿 …………………………………………………………… 29

第五章　幼儿常见消化系统疾病 ………………………………………… 32

　　第一节　口腔炎症 ……………………………………………………… 32

　　第二节　胃食管反流 …………………………………………………… 34

　　第三节　急慢性胃炎 …………………………………………………… 35

　　第四节　肠套叠 ………………………………………………………… 36

　　第五节　腹泻病 ………………………………………………………… 38

第六章　幼儿常见五官科疾病 …………………………………………… 41

　　第一节　鼻出血 ………………………………………………………… 41

　　第二节　腺样体肥大 …………………………………………………… 43

第三节　鼻炎 ……………………………………………………… 45

第四节　中耳炎 …………………………………………………… 48

第七章　幼儿常见营养性疾病 …………………………………… 52

第一节　营养不良 ………………………………………………… 52

第二节　缺铁性贫血 ……………………………………………… 54

第三节　肥胖症 …………………………………………………… 56

第四节　微量元素异常 …………………………………………… 58

第八章　幼儿常见发育行为和心理障碍 ………………………… 63

第一节　精神发育迟滞 …………………………………………… 64

第二节　语言障碍与言语障碍 …………………………………… 67

第三节　行为障碍 ………………………………………………… 70

第四节　情绪障碍 ………………………………………………… 76

第五节　心理性生理障碍 ………………………………………… 85

第九章　幼儿常见症状和处理 …………………………………… 92

第一节　皮肤症状 ………………………………………………… 92

第二节　消化系统症状 …………………………………………… 96

第三节　呼吸道症状 ……………………………………………… 107

第四节　运动系统症状 …………………………………………… 114

第五节　其他常见症状 …………………………………………… 118

参考文献 …………………………………………………………… 125

第一章
绪 论

本章将帮助你

◆ 熟悉学前儿童的生理特点和保健重点。
◆ 了解影响学前儿童生长发育的因素。

儿童期是人的生理、心理发展的关键时期,为儿童成长提供必要的条件,给予儿童必需的保护、照顾和良好的教育,将为儿童一生的发展奠定重要基础。儿童时期是机体处于不断生长发育的阶段,主要表现出以下三大基本特点:①个体差异、性别差异和年龄差异都非常大,无论是对健康状况的评价,还是对疾病的临床诊断不宜用单一标准衡量。②对疾病造成损伤的恢复能力较强,常常能在生长发育的过程中对比较严重的损伤实现自然改善或修复,因此,疾病应及时诊治,一般度过危重期后,大多数疾病都可以慢慢恢复,适宜的康复治疗有事半功倍的效果。③自身防护能力较弱,易受各种不良因素影响而导致疾病发生和性格行为的偏离,而且一旦造成损伤又缺乏干预和治疗,往往影响一生,因此应该特别注意预防保健工作。

第一节 学前儿童的生理特点

学龄前期一般是指3周岁以后到6~7岁入小学前的一段时期。小儿在此时体格生长发育速度已经减慢,处于稳步增长状态;而智能发育则更加迅速,好奇多问,模仿性强。此阶段的孩子生理特点也有别于其他年龄组的儿童,主要表现在以下几个方面。

一、解剖方面

随着体格生长发育的进展,身体各部位逐渐长大,头、躯干、四肢比例发生改变,内脏的位置也随年龄增长而不同,如肝脏右下缘位置在3岁前可在右肋缘下2 cm处,3岁后逐渐上移,6~7岁后在正常情况下右肋缘下不应触及。

二、功能方面

各系统器官的功能也随年龄增长逐渐发育成熟,因此不同年龄儿童的生理生化正常值各自不同,如心率、呼吸频率、血压、血清和其他体液的生化检验值等。不过,此年龄阶段器官的功能仍不成熟,尤其免疫系统发育还不完善,体液免疫和细胞免疫功能都不成熟,因此抗感染免疫能力比成人和年长儿低下,容易发生呼吸道和消化道感染。因此,适当的预防措施对学前儿童特别重要。

三、心理方面

儿童时期是心理、行为形成的基础阶段,可塑性非常强。及时发现小儿的天赋气质特点,并通过训练予以调适;根据不同年龄儿童的心理特点,提供合适的环境和条件,给予耐心的引导和正确的教养,可以培养儿童良好的个性和行为习惯。

第二节　学前儿童的保健重点

过去半个多世纪以来,我国儿童的死亡率随着生活水平的逐步改善、初级卫生保健和临床医疗救治水平的不断提高而出现明显下降。但是,由于社会变迁导致的生活环境和生活方式改变,疾病种类有所变化,传染性疾病的发病率呈下降趋势,而营养性疾病、心理问题、社会心理应激相应增加,学前儿童身心发育相关的健康问题依然普遍,主要表现在以下几个方面。

学前儿童正处于旺盛的生长发育阶段,必须摄取足够的热量和多种营养素以满足生长发育的需要,不然就会引起生长发育迟滞和多器官系统功能受抑,影响智力发育和学习能力。反过来,过度摄入热能和脂肪,又会造成超重和肥胖,增加生命全程罹患慢性病的风险。因此,儿童期的一项重要预防保健措施就是定期对生长发育水平进行监测、评估,指导合理喂养和平衡膳食。

幼儿期也是认知、情绪、人格和社会适应性等心理发展的重要时期。除了正确引导,尽早地发现、转诊儿童的情绪问题、顽固性不良习惯、注意缺陷多动障碍、学习困难等发育性心理行为问题,提高患儿教师和家长的应对能力与养育技巧,必将在很大程度上缓解这些心理行为问题对于他们社会适应和生活质量造成的损害。

近视和弱视、龋齿和牙周疾病、单纯性肥胖、过敏性哮喘、缺铁性贫血等是目前我国儿童的常见病和多发病,许多导致慢性病的危险因素的检出率也居高不下,威胁着儿童的体质健康水平。越来越多的医学研究证据已经表明,除了早发现、早矫治,基于学校和家庭的针对性健康教育,从幼年儿童开始培养健康膳食行为和体育锻炼习惯,加强对学生本人和家长以及教师的康复指导,都是低成本、高效益的学前儿童常见病和慢性病的干预手段。

另外,托幼机构是幼儿集体生活和教学活动的场所,由于人口密集、活动场所集中、集体活动频繁、免疫功能发育还不完善的幼儿之间相互密切接触又缺乏相关防范知识,是传染病暴发、食物中毒等突发公共卫生事件的易发场所,而现在社会各界和广大民众对儿童身心健康状态的关注程度却又相当的高。因而,公共卫生突发事件的预防和预警也是托幼机构卫生保健工作的重要内容。

与此同时,随着社会进步和生活水平的不断提高,人们对健康的要求也越来越高,各类学校和学前教育机构、家庭、社会都对集体儿童卫生与保育工作提出了更高的要求。新时期学前儿童卫生工作将逐渐承担起健康监测、健康教育、健康干预和健康管理四大功能;既要促进生理健康也要促进心理健康,既要采取人群健康干预策略又要注重个性化的预防保健和康复。

第三节　影响学前儿童生长发育的因素

一、遗传因素

细胞染色体所载的基因是决定遗传的物质基础。父母双方的遗传因素决定小儿生长发育的"轨道"或特征、潜力、趋向。种族、家族的遗传信息影响深远,如皮肤、头发的颜色、面型特征、身材高矮、性成熟的迟早、对营养素的需要量、对传染病的易感性等。在异常情况下,严重影响生长的遗传代谢缺陷病、内分泌障碍、染色体畸形等,更与遗传直接有关。虽然大多数遗传性疾病在婴幼儿期就有所表现并被诊断和治疗,但也有一些罕见病常常在幼儿期甚至更晚的时候才能被确诊。

二、环境因素

影响生长发育的环境因素很多,主要有营养、疾病、家庭、社会环境和经济状况等。

1. 营养　儿童的生长发育需要充足的营养素供给。当营养素供给比例恰当,加之适宜的生活环境,可使生长潜力得到最好的发挥。严重的营养不良或营养素缺乏不仅影响体格生长,甚至造成免疫低下,严重时还影响脑的发育。

2. 疾病　疾病对生长发育的阻扰作用十分明显。急性感染常使体重减轻;长期慢性疾病则影响体重和身高的发育;内分泌疾病常引起骨骼生长和神经系统发育迟缓;先天性疾病,如先天性心脏病可造成生长迟缓。此外,疾病时一些药物的治疗也可能造成后遗症和并发症,甚至影响儿童一生的健康。

3. 家庭环境　家庭环境是保证儿童健康一个非常重要的因素,家庭和睦,亲子关系融洽,居住条件舒适,配合良好的生活习惯、科学护理、良好教养、体育锻炼等都是促进儿童生长发育达到最佳状态的重要因素。

4. 社会环境　良好的社会环境,如远离战争、阳光充足、空气新鲜、水源清洁、无噪声、无噪光、居住地无污染、完善的医疗保健服务等也是保证儿童生长发育达到最佳状态的重要因素。近年来,社会环境和经济状况对儿童健康的影响引起高度关注,各种环境污染,例如铅污染对学前儿童的生长发育所造成的不利影响引起各方人士的关注。

综上所述,遗传决定了生长发育的潜力,这种潜力从受精卵开始就受到环境因素的作用与调节,表现出个人的生长发育模式。因此,生长发育水平是遗传与环境共同作用的结果。

本章小结

本章阐述的基本问题有:
○ 1. 学前儿童的生理特点。
○ 2. 学前儿童保健的重点。
○ 3. 影响学前儿童生长发育的各种因素。

基本特点

学龄前期儿童智力发展快、独立活动范围大,是性格形成的关键时期。因此,加强学龄前期儿童的教育非常重要,应注意培养其学习习惯、想象与思维能力,使之具有良好的心理素质。应通过游戏、体育活动增强体质,在游戏中学习遵守规则和与人交往。每年应进行1~2次体格检查,进行视力、龋齿、缺铁性贫血等常见病的筛查与矫治。保证充足营养,预防溺水、外伤、误服药物以及食物中毒等损伤。

学龄前儿童虽然防病能力有所增强,但免疫功能发育还不完善,所以还是比较容易罹患各种疾病,而且与同龄儿童和社会事物有了广泛的接触,参与集体生活后容易有交叉感染,因此预防各种疾病仍是重点。

思考与探索

收集幼儿园内患急性、慢性疾病小朋友的资料,统计分析每年幼儿常见疾病的患病状况,并建立慢性疾病患儿的档案。

Children

第二章
幼儿常见呼吸系统疾病

本章将帮助你

◆ 掌握常见呼吸系统疾病的预防和护理方法。
◆ 熟悉支气管哮喘的病因和发病机制、危险因素、症状分级、预防及管理。
◆ 了解各种呼吸系统疾病的病因、临床表现、初步诊断及治疗原则。
◆ 了解学前儿童常见肺炎类型。

问题情境

　　幼儿园的张老师非常喜爱孩子。她成为幼儿园老师后,立志要竭力为小朋友们服务。学龄前儿童经常受到呼吸系统疾病的困扰,可张老师没有医学专业知识的基础,不清楚这些疾病是如何发生的?常见的临床症状有哪些?有没有简单的治疗措施?在幼儿园期间应如何护理?应该教给家长哪些护理技能?如何预防呼吸系统疾病?小朋友出现哪些症状应该立即送医院?这些疾病的预后如何?关于这些疑问,张老师在这一章里都能找到答案。

　　幼儿呼吸系统疾病包括上、下呼吸道急慢性感染性疾病、呼吸道变态反应性疾病、胸膜疾病、呼吸道异物、呼吸系统先天畸形及肺部肿瘤等。急性呼吸道感染最为常见,约占儿科门诊的60%以上,住院患儿中呼吸道感染也占60%以上,其中绝大多数是肺炎,而且它是全国5岁以下儿童第一位的死亡原因。因此,必须积极采取措施,以降低呼吸道感染的发病率和死亡率。本章主要介绍急性上呼吸道感染、急性感染性喉炎、急性支气管炎、支气管哮喘及肺炎。

第一节　急性上呼吸道感染

案例

　　最近天气忽冷忽热,幼儿园里好几个小朋友都"感冒"了,流清水鼻涕,打喷嚏,鼻塞。小雨小朋友发热了,体温39℃,他精神差,哭着说喉咙痛,张老师给家长打了电话,在等待家长的时候小雨出现

　　急性上呼吸道感染简称上感,俗称"感冒",是小儿最常见的疾病。因幼儿的鼻腔比成人短,无鼻毛,鼻咽部黏膜柔嫩,血管丰富,防御力差,易于感染该疾病,它通过侵犯幼儿的鼻、鼻咽和咽部,导致患儿出现急性鼻咽炎、急性咽炎、急性扁桃体炎等,常统称上呼吸道感染。

一、表现

　　本病症状轻重不一,主要与患儿的年龄、病原和机体抵抗力不同有关,婴幼儿较重,随年龄增长症状逐渐减轻。

　　1. 一般类型上感　年龄越小的幼儿,局部症状越不明显,主要表现为全身症状。多数骤然起病,包括高热(>39℃肛表)、咳嗽、食欲差,同时可伴有呕吐、腹泻、脾气大等,常于受凉后1～3天出现鼻塞、打喷嚏、流鼻涕、咳嗽、咽喉发痒、发热等症状;有些孩子可在发病早期出现阵发性的脐周疼痛,这时的腹痛可能与发热所引起的阵发性肠痉挛或肠系膜淋巴结炎有关,应提醒家长及时就诊。一些简单的体检,如口腔检查,可见咽部充血,扁桃体肿大;触诊时,有时可触及颌下淋巴结肿大并伴有触痛等。若一些患儿有皮疹,可能提示是肠道病毒感染,需注意腹泻的发生。

　　2. 流行性感冒　主要由流感病毒、副流感病毒所致,有明显的流行病学史,如带养人感冒,或者玩伴感冒。一般全身症状比较重,如发热、头痛、咽痛、肌肉酸痛等。

　　3. 两种特殊类型上感

　　(1)疱疹性咽峡炎:系柯萨奇A组病毒所致,夏秋季比较多见。起病比较急,主要表现为高热(>39℃肛表)、咽痛、因咽痛引起的厌食、呕吐等。口腔检查时可见咽部充血,咽腭弓、悬雍垂、软腭处有直径2～4 mm的疱疹,周围有红晕。这一类型的感冒病程在1周左右。

　　(2)咽-结合膜热:由腺病毒所致,春夏季比较多见,可在儿童集体机构中流行。以发热、咽炎、结合膜炎为特征。多呈高热、咽痛、咽部刺痛、咽部充血、一侧或两侧滤泡性眼结合膜炎,即一侧或双侧眼白充血发红同时可伴有分泌物增多,耳后淋巴结肿大。其病程为1～2周。

二、并发症

　　年龄小的幼儿多见,因炎症波及邻近器官所致。最常见的有中耳炎及鼻窦炎,前者患儿可哭闹不止,诉耳朵痛;后者患儿多诉头痛。须提醒的是,一些年长儿可因链球菌感染而引起急性肾炎、风湿热等,尤其是一些皮疹出现在关节周围的患儿应及时就诊。

三、诊断要点

　　根据临床表现不难诊断,但须注意与以下疾病鉴别。

　　1. 急性传染病早期　上感常为各种传染病的前驱症状,如麻疹、流脑(即流行性脑脊髓膜炎)、百日咳、猩红热、脊髓灰质炎等。应仔细询问患儿及家长,最近有无传染病接触史,以便及时在儿童集体机构内采取预防和应急措施。

　　2. 急性阑尾炎　上感伴腹痛患儿注意与此疾病进行鉴别。急性阑尾炎患儿的腹痛症状常比发热症状出现得早,即先出现腹痛再有发热,腹痛以右下腹为主,且腹痛持续性存在,不能缓解。如考虑为急性阑尾炎患者须立即送医就诊。

四、处理原则

　　1. 一般治疗　多休息、多饮水、减少户外活动时间,注意呼吸道隔离,及时戴上口罩,预防并发症。

2. 病因治疗 常用抗病毒药物为利巴韦林(病毒唑),疗程为 3～5 天。若病情重、有继发细菌感染,或有并发症可加用抗生素,常用青霉素类、头孢菌素类、大环内酯类,疗程为 3～5 天。若证实为溶血性链球菌感染,或既往有风湿热、肾炎病史者,青霉素应用 10～14 天。须提醒的是,用药期间不应随便停药,以防病情加重,降低药物敏感性。

3. 对症处理 高热可服退热药,亦可冷敷、温湿敷或温水浴降温。对于托幼机构,温水擦浴,即用温水毛巾擦拭全身是一种很好的降温方法,也适合所有发热的幼儿。水的温度 32～34℃ 比较适宜,擦拭的时间为 10 分钟左右,擦拭的重点部位在皮肤皱褶的地方,例如颈部、腋下、肘部、腹股沟处等。高热抽搐(热性惊厥)可予以镇静、止惊处理,但用药需遵医嘱。

五、预防

(1) 需了解儿童的既往病史,若曾有风湿热、肾炎、热性惊厥和先天性心脏病的患儿,无论症状轻重,即刻送医就诊。

(2) 加强体育锻炼,增加户外活动,增强幼儿对环境温度改变的机体反应力,如衣服不宜过厚过紧,随气温高低而增减;从小进行日光浴、空气浴、冷水浴的锻炼等。

(3) 提倡合理化饮食,增加食物多样性,预防因维生素和微量元素等的缺乏造成的免疫力低下。

(4) 养成幼儿良好的进食习惯,饭前便后洗手;提供干净的饮用水。

(5) 避免幼儿频繁去人多拥挤的公共场所,如超市、商店、游乐场、电影院等,减少接触呼吸道感染病人的机会;提醒家长去公共场所尤其是医院时,做好呼吸道隔离措施,出门戴好口罩。

(6) 提醒家长平时注意开窗通风,雾霾等恶劣天气时减少幼儿外出或不外出;建议家长回家时要清洗双手,加强个人卫生习惯;若家中有人患感冒,尽量少与幼儿接触,戴厚口罩,勤洗手,以免传染给孩子。

第二节 急性感染性喉炎

 案例

幼儿园里的小兰,感冒好几天了,咳嗽逐渐加重,今天咳嗽的声音变得像小狗在叫,而且说话时,嗓子都哑了;张老师打电话给家长让带小兰去医院看病,在等待的过程中,张老师让小兰多喝点水,小兰拒绝喝水,哭闹的时候出现了呼吸困难现象,张老师觉得手足无措,赶快送往医院。事后张老师很纳闷难道生病喝水也是错误的?

分析:小兰很可能得了急性感染性喉炎,因其有感冒史,咳嗽犬吠样,有声音嘶哑等,易于判断。喉炎在幼儿中比较常见,且发作快,易并发喉梗阻而危及生命,须及时治疗,老师需掌握其发病特点和护理方法,以便及时送医。

幼儿喉部的解剖特点如下:其呈漏斗状,喉腔较窄,声门裂相对狭窄,黏膜娇嫩且富含血管及淋巴组织。因此,幼儿声门上、声门下、声门及气管易于感染,造成声门狭窄。其临床特征为犬吠样咳嗽、声音嘶哑、喉鸣音明显和吸气性呼吸困难。可发生于任何季节,但以冬春季多见。

 一、表现

起病急,症状重。可有发热、犬吠样咳嗽、声音嘶哑、吸气性喉鸣。观察患儿,可发现患儿呼吸时鼻翼扇动,胸骨及锁骨上凹陷,呼吸频率加快,烦躁哭闹时更明显。一般白天症状轻,夜间症状加重,症状最重时间是发病后的第3～4 天,约 1 周缓解。当严重时,可出现发绀,表现为口唇和肢体末端青紫,面色苍白,心率加快,胸骨及锁骨上凹陷。喉梗阻若不及时抢救,会造成窒息死亡。须注意若患儿烦躁不安或哭闹后,逐渐出现精神差,甚至呈昏昏欲睡样,面色苍白发灰,尽快送医就诊抢救,以防窒息死亡。

二、诊断要点

根据急性发病、犬吠样咳嗽、声音嘶哑、喉鸣音、吸气性呼吸困难等临床表现不难诊断。但应与传染病如白喉鉴别,注意询问家长有无传染病接触史;另询问有无异物吸入史,与支气管异物鉴别。

三、处理原则

1. 日常照顾

(1) 及时清除口腔及呼吸道分泌物,使患儿处于头后仰位,颈平直状态。若有条件给予吸氧可缓解缺氧症状。同时及时送医就诊。

(2) 尽量安抚患儿,以减缓患儿哭闹。例如,在生病期间,告知家长不要给患儿食用过硬的食物,或者逼迫患儿进食或喝水。耐心细致地喂养,避免患儿进食时发生呛咳。

(3) 室内空气清新,维持室内湿度在 60% 左右;缓解喉肌痉挛,湿化气道、稀释呼吸道分泌物,对减轻呼吸困难有明显效果。

2. 及时去医院诊治

(1) 保持呼吸道通畅,减轻黏膜水肿症状。

(2) 控制感染:由于起病急,病情进展较快,难以判断是病毒还是细菌感染,一般给予患儿全身抗生素治疗。

(3) 激素治疗:激素具有消炎、抗病毒和抑制变态反应等作用,它的应用可及时减轻喉头的水肿,缓解气道阻塞,可以与抗生素联合应用。

(4) 对症治疗:缺氧者给予吸氧,痰多者可选用祛痰药,必要时直接喉镜吸痰。一般不建议吸痰,因吸痰管可刺激呼吸道黏膜,这样会加重黏膜水肿程度,导致病情更严重。烦躁不安,哭闹不止的患儿可以应用镇静药,以减轻气道阻塞的恶性循环。

(5) 气管切开术:经上述处理后,仍存在严重缺氧,应及时做气管切开术。

第三节　急性支气管炎

案例

> 幼儿园里,王老师在上课,故事时间 10 分钟,可不到 2 分钟就被童童的一串咳嗽声打断了,王老师继续,可不一会童童又咳嗽了。到中午饭的时候,童童没有什么胃口,勉强吃了一点,睡午觉时把饭菜给吐掉了。王老师给童童妈妈打了电话,并给童童量了体温是 38.5℃,看到妈妈时,童童哭着给妈妈说胸口疼,而且咳嗽的时候能听出有痰。妈妈告诉王老师童童已经咳嗽 2 天了,因为是偶尔咳嗽也没有痰,她就没在意,现在马上就去医院看病。
>
> **分析:**童童的胸口疼是频繁咳嗽造成膈肌过劳引起的,童童因为有阵发性咳嗽,有痰,又发热而且有呕吐,很可能患了急性支气管炎。老师应掌握其护理措施和处理方法。

急性支气管炎是指各种致病原引起的支气管黏膜感染,由于气管常同时受累,故常称为急性气管支气管炎,常常继发于上呼吸道感染或为急性传染病的一种表现。幼儿比较多见。

一、表现

大多先有上呼吸道感染症状,之后以咳嗽为主要症状,开始为干咳,以后有痰,多为阵发性,白天和夜间都存在。幼儿症状较重,常同时伴有发热、呕吐和腹泻等。一般无全身症状。听诊时,可闻及双肺呼吸音粗糙,可有不固定位置的散在的干啰音和粗中湿啰音。较小的幼儿,尤其是婴幼儿有痰不会咳出来,有时不用听诊器的情况下,也可听到患儿咽喉部的痰鸣音。

须注意的是,婴幼儿期伴有喘息的支气管炎,如伴有湿疹或者其他过敏史者,少数可发展为哮喘。

二、处理原则

1. 日常照顾 同上呼吸道感染。经常变换体位,多饮水,使呼吸道分泌物易于咳出。

2. 控制感染 由于病原体多为病毒,一般不用抗生素,怀疑有细菌感染者,如患儿有发热、黄痰、白细胞增多等,考虑应用适当抗生素。若为支原体感染,应予以大环内酯类抗生素。

3. 对症治疗 ①祛痰;②止喘;③抗过敏。因为要使痰易于咳出,故不用镇咳药。

三、预防

(1) 同上呼吸道感染的预防和护理。

(2) 对于一些存在过敏的幼儿,告知家长勤晒被褥,尽量避免幼儿与过敏原的接触。

(3) 对于有痰不易咳出的患儿,教会家长拍背,注意细节,手掌空心拍背,从下往上,要有一定的力度。

第四节 支气管哮喘

案例

春天来了,百花盛开。小王老师带幼儿园的小朋友出去春游,目的地是某村的油菜花地。大家在油菜花丛里玩得很开心,忽然小王老师看见小宇蹲了下来,并说:"王-王-王老师,我-我-我呼吸-不-过-来——"几分钟后,小宇的头上就布满了汗珠,张口呼吸,脸色发暗。王老师赶紧打电话叫救护车,同时打电话给小宇的父母,小宇的父母告诉王老师小宇有哮喘病史,书包里有急救喷雾,并教给王老师用药方法,让王老师赶快给小宇用上。王老师给小宇用药后,小宇的症状得到缓解。紧接着,救护车来了,小宇被送到了医院进行进一步的检查和治疗。

分析:小王老师在这个案例中,有两个方面须注意:首先,小宇有哮喘,这在春游之前,老师应该进行调查,而不是出现后才知道;其次,哮喘的常见症状及预防治疗方法,小王老师应该进行学习。

支气管哮喘简称哮喘,是儿童期最常见的慢性呼吸道疾病。哮喘是多种细胞(如嗜酸性粒细胞、肥大细胞、T 淋巴细胞、中性粒细胞及气道上皮细胞等)和细胞组分(包括组胺、白三烯等细胞因子)共同参与的气道慢性炎症性疾病,这种慢性炎症导致气道反应性的增加,通常表现为广泛多变的可逆性气流受阻,并引起反复发作性的喘息、气促、胸闷或咳嗽等症状,常在夜间和(或)清晨发作或加剧,多数患儿可经治疗缓解或自行缓解。须注意的是,近年来我国儿童哮喘的患病率逐年上升,且 70%~80% 的儿童哮喘发病于 5 岁以前,其中约 20% 的患者有家族史,特应体质或过敏体质对本病的形成关系很大,多数患者存在婴儿湿疹、过敏性鼻炎和(或)食物过敏史。儿童哮喘如诊治不及时,随病程的延长可产生气道不可逆狭窄和气道重塑。因此,早期防治至关重要。

一、危险因素

（1）吸入过敏原，室内：尘螨、动物毛屑及排泄物、蟑螂、真菌等；室外：花粉、真菌等。

（2）食入过敏原，如牛奶、鱼、虾、鸡蛋和花生等。

（3）呼吸道感染，尤其是病毒及支原体感染。

（4）强烈的情绪变化。

（5）运动和过度通气。

（6）冷空气。

（7）药物，如阿司匹林等。

（8）职业粉尘及气体。

以上为诱发哮喘症状的常见危险因素，有些因素只引起支气管痉挛，如运动及冷空气。有些因素可以诱发哮喘的致死性发作，如药物及职业性化学物质。

二、表现

咳嗽和喘息呈阵发性发作，以夜间和清晨为重。发作前可有流涕、打喷嚏和胸闷，发作时呼吸困难，呼气相延长伴有喘鸣声。严重患儿呈端坐呼吸，恐惧不安，大汗淋漓，面色青灰。

体格检查可见桶状胸、三凹征，肺部满布哮鸣音，严重者可因气道广泛堵塞，气流完全受阻，哮鸣音反常消失，造成"闭锁肺"，是哮喘最危险的体征。听诊时，肺部粗湿啰音时现时隐，在剧烈咳嗽后或体位变化时可消失，提示湿啰音的产生是位于气管内的分泌物所致。在发作间歇期可无任何症状和体征，有些患儿在用力时才可听到哮鸣音。此外，还应注意询问患儿有无鼻炎、鼻窦炎和湿疹病史。

哮喘发作在合理应用常规缓解药物治疗后，仍有加重或进行性呼吸困难者，称为哮喘危重状态（或者称哮喘持续状态）。表现为哮喘急性发作，出现咳嗽、喘息、呼吸困难、大汗淋漓和烦躁不安，甚至表现出端坐呼吸、语言不连贯、严重发绀、意识障碍及心肺功能不全的征象。

三、诊断

1. 诊断 该疾病的诊断需由专科医生根据中华医学会儿科学分会呼吸学组制定的"儿童支气管哮喘防治常规（2008 年修订版）"进行。

2. 哮喘分级 包括病情严重程度分级和急性发作严重度分级。

（1）病情严重程度分级：由专科医生根据每周发作次数、夜间喘憋次数、有无影响日常活动这 3 个方面，对哮喘患儿的病情严重程度分为 4 级。根据专科医生的病情分级，我们需着重注意哮喘患儿的发作频次，以做好预防和急救准备。哮喘患儿中第一级（间歇状态）：一周内不超过 2 天出现哮喘急性发作；第二级（轻度持续）：一周内有 2 天以上出现发作，但不是每天都有；第三级（中度持续）：一周内每天都有发作；第四级（重度持续）：一周内每天都有发作，且呈持续状态。

（2）哮喘急性发作严重度分级：哮喘急性发作常表现为进行性加重，呼气困难为其特征，多因接触了变应原、刺激物或呼吸道感染诱发。其起病缓急和病情轻重不一，可在数小时或数天内出现，偶尔可在数分钟内即危及生命，故应对急性发作的程度做出正确评估，以便给予及时有效的紧急治疗。哮喘急性发作时病情严重程度主要根据有无气短、发作时患儿的体位、讲话方式及呼吸频率等进行分级。轻度发作表现：患儿走路时出现气短症状，可以躺平，可以说话，呼吸频率增加不明显。中度发作表现：患儿说话时气短，会找地方坐下或蹲下，说话简短，呼吸频率增加。重度发作表现：躺着或坐着也会存在气短，身体呈弓形，不能说话或仅说单字，呼吸频率明显增加。老师需注意无论哮喘急性发作时症状轻重，先予以备用药物治疗，然后都需紧急就医。

四、处理原则

哮喘的治疗目标：①达到并维持症状的控制；②维持正常活动，包括运动能力；③使肺功能水平尽量接近正常；④预防哮喘急性发作；⑤避免因哮喘药物治疗导致的不良反应；⑥预防哮喘导致的死亡。

防治原则：哮喘控制治疗应越早越好。要坚持长期、持续、规范、个体化治疗原则。

1. 急性发作期 快速缓解症状，如平喘、抗感染治疗。

2. 慢性持续期 防止症状加重和预防复发。注重药物治疗和非药物治疗相结合，不可忽视非药物治疗，如哮喘防治教育、变应原回避、患儿心理问题的处理、生命质量的提高、药物经济学等诸方面在哮喘长期管理中的作用。

3. 临床缓解期的处理 为了巩固疗效，维持患儿病情长期稳定，提高其生命质量，应加强临床缓解期的处理。其核心是：①每年至少进行两次哮喘治疗评定，以调整和制订最合理的治疗方案；②同时进行并存疾病的相应治疗；③加强预防复发及教育管理。

五、预防复发及教育管理

哮喘对患者、患者家庭及社会有很大的影响。虽然目前哮喘尚不能根治，但通过有效的哮喘防治教育与管理，建立医患之间的伙伴关系，可以实现哮喘的临床控制。对家长普及哮喘防治教育是达到哮喘良好控制目标最基本的环节。

（1）告知家长哮喘的本质和发病机制。

（2）避免触发、诱发哮喘发作的各种因素的方法。识别引起哮喘的可能因素，在发作后与病人或家人一起讨论是什么引起了此次发作，以识别和避免触发因素。其中的危险因素，最常见的是尘螨、烟草烟雾、有皮毛的动物、蟑螂变应原、花粉和霉菌，其他常见的触发因素包括病毒性呼吸道感染等。

1）尘螨的处理方法：每周用热水（55℃以上）洗涤床上用品，并在阳光下晒干；确保经常晾晒褥子和枕头以阻止螨虫在其中生存；取走地毯，尤其是在卧室中更应如此；避免使用有布面的家具；经常洗涤窗帘和长毛玩具。

2）动物皮毛的避免方法：从家中移走动物或至少在卧室以外饲养动物；如果目前在家中饲养动物而且不能移走，每周对其洗涤可能稍有帮助。

3）烟草烟雾避免方法：远离烟草烟雾；哮喘患儿的家长不应该或不许在孩子的房间里吸烟；避免带孩子到吸烟的公共场所；雾霾天气避免孩子外出。

4）蟑螂变应原避免方法：彻底、定期清扫有蟑螂寄生的房屋；使用杀虫剂，如果使用喷雾杀虫剂，喷药的过程中哮喘孩子应离开房间，喷药完毕再通风后孩子才能重回屋内。

5）感冒和病毒性呼吸道感染可诱发哮喘，尤其是在儿童中更明显。预防措施包括：每年注射流感疫苗；出现感冒的早期症状时即予短效吸入型 β2 受体激动剂治疗，早期使用口服皮质激素或增加吸入皮质激素的剂量；连续抗感染治疗数周以确保充分控制哮喘；注意锻炼加强体质，尽量减少感冒。

（3）根据哮喘的分级和常见的临床症状，帮助家长掌握哮喘加重的先兆、症状规律及相应家庭自我处理方法。

（4）帮助家长进行患儿的监测，掌握峰值呼气流速测定方法，记录哮喘日记。应用儿童哮喘控制问卷判定哮喘控制水平，选择合适的治疗方案。

（5）了解各种长期控制及快速缓解药物的作用特点、药物吸入装置使用方法（特别是吸入技术）及不良反应的预防和处理对策。

（6）帮助家长掌握哮喘发作的征象、应急措施和急诊指征。

（7）心理因素在儿童哮喘发病中也起重要作用。多与患儿交流，减少患儿的心理压力，以解除患儿对哮喘发作的恐惧。

（8）建立与专科医生的联系，通过开展座谈、交流会、哮喘学校（俱乐部）、夏（冬）令营和联谊会等，为专科医生提供场所和时间对家长进行系统的哮喘防治教育。

六、预后

儿童哮喘的预后较成人好,70%～80%患儿年长后症状不再反复,但仍可能存在不同程度气道炎症和高反应性,30%～60%的患儿可完全治愈。

第五节 肺 炎

案例

幼儿园小班的天天已经有3周没来幼儿园了。于老师给天天的妈妈打了电话,天天妈妈告诉于老师,天天住院了。当时天天出现了咳嗽和发热现象,去医院看过后,烧退了,天天妈妈认为吃西药不好,就没再给天天吃药,3天后天天再次发热,咳嗽加重,到医院拍了胸片被诊断为肺炎,第二天再拍胸片有了胸腔积液,已经住院近3周了才出院,先休息2天再去幼儿园。

分析: 天天妈妈因未按疗程吃药,使得天天由上支气管炎转为了肺炎,若及早遵医嘱孩子就不会受罪了。幼教老师需了解肺炎的预防和护理,以方便教授给家长。

肺炎是指不同病原体或其他因素(如吸入异物或过敏反应)等所引起的肺部炎症。主要临床表现为发热、咳嗽、气促、呼吸困难和肺部固定性中、细湿啰音。重症患者可累及循环、神经及消化系统而出现相应的临床症状,如心力衰竭、中毒性脑病及中毒性肠麻痹等。

肺炎为婴儿时期重要的常见病,是我国住院小儿死亡的第一位原因,严重威胁小儿健康,被卫生部列为小儿四病防治之一,故加强对本病的防治十分重要。

一、分类

无统一分类,目前常用的有以下几种分类法。

1. 病理分类 大叶性肺炎、支气管肺炎和间质性肺炎。

2. 病因分类

(1)**病毒性肺炎:**呼吸道合胞病毒占首位,而后是腺病毒。

(2)**细菌性肺炎:**肺炎链球菌、金黄色葡萄球菌、肺炎杆菌、流感嗜血杆菌、大肠杆菌、军团菌等。

(3)**支原体肺炎:**由肺炎支原体所致。

(4)**衣原体肺炎:**由沙眼衣原体、肺炎衣原体和鹦鹉热衣原体引起,以前两者多见。

(5)**原虫性肺炎:**卡氏肺囊虫(卡氏肺孢子虫)肺炎,有免疫缺陷病的幼儿为易感人群。

(6)**真菌性肺炎:**由白色念珠菌、肺曲菌、组织胞浆菌、毛霉菌、球孢子菌等引起的肺炎,多见于免疫缺陷病及长期使用抗生素幼儿。

(7)**非感染病因引起的肺炎:**如吸入性肺炎、坠积性肺炎、嗜酸性粒细胞性肺炎(过敏性肺炎)等。

3. 病程分类 ①急性肺炎:病程<1个月;②迁延性肺炎:病程1～3个月;③慢性肺炎:病程>3个月。

4. 病情分类 ①轻症:除呼吸系统外,其他系统仅轻微受累,无全身中毒症状;②重症:除呼吸系统外,其他系统亦受累,出现其他系统表现,全身中毒症状明显,甚至危及生命。

5. 临床表现典型与否分类 ①典型性肺炎:肺炎链球菌、金黄色葡萄球菌(金葡菌)、肺炎杆菌、流感嗜血杆菌、大肠杆菌等引起的肺炎;②非典型性肺炎:肺炎支原体、衣原体、军团菌、病毒性肺炎等。2002年冬季和2003年春季在我国发生一种传染性非典型肺炎,世界卫生组织(WHO)将其命名为严重急性呼吸道综合征(SARS),为新型冠状病毒引起,以肺间质病变为主,传染性强,病死率较高;儿童患者临床表现较成人轻,病死率亦较低。还有近年来发生的禽流感病毒所致的肺炎。

6. 发生肺炎的地区分类 ①社区获得性肺炎,指无明显免疫抑制的患儿在院外或住院 48 小时内发生的肺炎;②院内获得性肺炎,指住院 48 小时后发生的肺炎。

临床上如果病原体明确,则按病因分类有助于指导治疗,否则按病理或其他方法分类。下面着重介绍支气管肺炎和几种病原体引起的肺炎。

二、支气管肺炎

支气管肺炎是累及支气管壁和肺泡的炎症,为小儿时期最常见的肺炎,2 岁以内儿童多发。一年四季均可发病,北方多发生于冬春寒冷季节及气候骤变时。室内居住拥挤、通风不良、空气污浊,致病微生物增多,易发生肺炎。此外有营养不良、维生素 D 缺乏性佝偻病、先天性心脏病及低出生体重儿、免疫缺陷者均易发生本病。

(一) 病因

最常见为细菌或病毒,也可由病毒、细菌"混合感染"。发达国家小儿肺炎病原以病毒为主;发展中国家则以细菌为主。细菌感染仍以肺炎链球菌多见,近年来肺炎支原体、衣原体和流感嗜血杆菌有增加趋势。

(二) 表现

2 岁以下的婴幼儿多见,起病多数较急,发病前数日多先有上呼吸道感染,主要临床表现为发热、咳嗽、气促、肺部固定性的中、细湿啰音。

1. 主要症状 ①发热:热型不定,多为不规则发热。②咳嗽:较频繁,在早期为刺激性干咳,极期咳嗽反而减轻,恢复期咳嗽有痰。③气促:多在发热、咳嗽后出现。④全身症状:精神不振、食欲减退、烦躁不安,轻度腹泻或呕吐。

2. 体征 ①呼吸增快:40～80 次/分,并可见鼻翼扇动和三凹征。②发绀:口周、鼻唇沟和指(趾)端发绀,轻症病儿可无发绀。③肺部啰音:早期不明显,可有呼吸音粗糙、减低,以后可闻及较固定的中、细湿啰音,以背部两侧下方及脊柱两旁较多,于深吸气末更为明显。肺部叩诊多正常。

3. 重症肺炎的表现 重症肺炎由于严重的缺氧及毒血症,除呼吸系统改变外,可发生循环、神经和消化等系统功能障碍。除常见临床症状外,出现以下所述症状之一即尽快送医就诊。

(1) 循环系统:可发生心肌炎、心力衰竭。体征包括:①呼吸突然加快>60 次/分。②心率突然>180 次/分。③突然极度烦躁不安,明显发绀,面色苍白或发灰,指(趾)甲微血管再充盈时间延长。以上 3 项不能用发热、肺炎本身和其他合并症解释者。④心音低钝、奔马律,颈静脉怒张。⑤肝脏迅速增大。⑥尿少或无尿,眼睑或双下肢水肿。具备前 5 项即可诊断为肺炎合并心力衰竭。

(2) 神经系统:在确认肺炎后出现下列症状与体征者,可考虑为中毒性脑病:①烦躁、嗜睡,眼球上窜、凝视;②球结膜水肿,前囟隆起;③昏睡、昏迷、惊厥;④瞳孔改变:对光反应迟钝或消失;⑤呼吸节律不整;⑥有脑膜刺激征,脑脊液检查除压力增高外,其他均正常。在肺炎的基础上,除外高热惊厥、低血糖、低血钙及中枢神经系统感染(脑炎、脑膜炎),如有①～②项提示脑水肿,伴其他一项以上者可确诊。

(3) 消化系统:一般为食欲减退、呕吐和腹泻。重症时可有咖啡样呕吐物,听诊时无肠鸣音。

(三) 诊断

支气管肺炎的诊断比较简单,一般有发热、咳嗽、呼吸急促的症状,肺部听到中、细湿啰音或胸部 X 线检查有肺炎的改变均可诊断为支气管肺炎。

(四) 处理原则

采用综合治疗,原则为控制炎症、改善通气功能、对症治疗、防止和治疗并发症。

1. 一般治疗及护理 室内空气要流通,以温度 18～20℃、湿度 60% 为宜。注意多喝水,勤拍背,以促进痰液排出。

2. 抗感染治疗

(1) 抗生素治疗:明确为细菌感染或病毒感染继发细菌感染者应使用抗生素。原则:①根据病原菌选用敏感药物;②选用的药物在肺组织中应有较高的浓度;③早期用药;④联合用药;⑤足量、足疗程。

(2) 抗病毒治疗:①利巴韦林(病毒唑);②α-干扰素。根据病程确定用药时间。

3. 对症治疗

(1) 有缺氧表现,可给予氧疗。

(2) 气道管理:及时清除鼻痂、鼻腔分泌物和吸痰,通过气道的湿化、雾化吸入等措施,以保持呼吸道通畅,改善通气功能。

(3) 腹胀的治疗:低钾血症者,应补充钾盐。中毒性肠麻痹时,应禁食和胃肠减压。

(4) 其他:高热患儿可用物理降温,如35%酒精擦浴;冷敷,冰袋放在腋窝、腹股沟及头部;口服退热药等。若伴烦躁不安可给予镇静类药物。

 ## 三、几种不同病原体所致肺炎的特点

(一) 病毒性肺炎

1. 呼吸道合胞病毒肺炎 简称合胞病毒(RSV)肺炎,是最常见的病毒性肺炎。本病多见于婴幼儿,尤多见于1岁以内小儿。临床上轻症患者发热、呼吸困难等症状不重;中、重症者有较明显的呼吸困难、喘憋、口唇发绀、鼻扇及三凹征。X线表现为两肺可见小点片状、斑片状阴影,部分病儿有不同程度的肺气肿。外周血白细胞总数大多正常。

2. 腺病毒肺炎 为腺病毒(ADV)感染所致。本病多见于6个月～2岁小儿,冬春季节多发。临床特点为起病急骤、高热持续时间长、中毒症状重、啰音出现较晚、X线改变较肺部体征出现早,易合并心肌炎和多器官衰竭。症状表现为:①发热:可达39℃以上,呈稽留高热或弛张热,热程长,可持续2～3周;②中毒症状重:面色苍白或发灰,精神不振,嗜睡与烦躁交替;③呼吸道症状:咳嗽频繁,呈阵发性喘憋,轻重不等的呼吸困难和发绀;④消化系统症状:腹泻、呕吐和消化道出血;⑤可因脑水肿而致嗜睡、昏迷或惊厥发作。体格检查发现:①肺部啰音出现较迟,多于高热3～7天后才出现,肺部病变融合时可出现实变体征;②肝脾增大;③麻疹样皮疹;④出现心率加速、心音低钝等心肌炎表现;亦可有脑膜刺激征等中枢神经系统体征。X线特点:①肺部X线改变较肺部啰音出现早,故强调早期摄片;②大小不等的片状阴影或融合成大病灶,甚至一个大叶;③病灶吸收较慢,需数周或数月。ADV肺炎易继发细菌感染。

(二) 细菌性肺炎

1. 金黄色葡萄球菌肺炎 病原为金黄色葡萄球菌(简称金葡菌)。由呼吸道入侵或经血行播散入肺。新生儿、婴幼儿发病率高,近年来由于滥用抗生素致耐药性金葡菌株明显增加,加上小儿免疫功能低下,故易发生。由于病变发展迅速,组织破坏严重,故易形成肺脓肿、脓胸、脓气胸、肺大泡、皮下气肿、纵隔气肿。并可引起败血症及其他器官的迁徙性化脓灶,如化脓性心包炎、脑膜炎、肝脓肿、皮肤脓肿、骨髓和关节炎。临床特点为起病急、病情严重、进展快、全身中毒症状明显。发热多呈弛张热型,患者面色苍白、烦躁不安、咳嗽、呻吟,呼吸浅快和发绀;重症者可发生休克;消化系统症状有呕吐、腹泻和腹胀。肺部体征出现较早,两肺有散在中、细湿啰音,发生脓胸、脓气胸和皮下气肿时则有相应体征。发生纵隔气肿时呼吸困难加重。可有各种类型皮疹,如荨麻疹或猩红热样皮疹等。

2. 革兰阴性杆菌肺炎 目前有增多趋势,病原菌以流感嗜血杆菌和肺炎杆菌为多,伴有免疫缺陷者常发生铜绿假单胞菌肺炎。革兰阴性杆菌肺炎的病情较重,治疗困难,预后较差。大多先有数日呼吸道感染症状,病情呈亚急性,但全身中毒症状明显,表现为发热、精神萎靡、嗜睡、咳嗽、呼吸困难、面色苍白、口唇发绀,病重者甚至休克。肺部听诊可听到湿啰音,病变融合有实变体征。

3. 其他微生物所致肺炎

(1) 肺炎支原体肺炎:学龄儿童常见的一种肺炎,婴幼儿亦不少见。本病全年均可发生,占小儿肺炎的

10%～20%,流行年份时可达 30%。病原体为肺炎支原体,是一种介于细菌和病毒之间的微生物,无细胞壁结构。起病缓慢,潜伏期 2～3 周,病初有全身不适、乏力、头痛。2～3 天后出现发热,体温常达 39℃左右,可持续 1～3 周,可伴有咽痛和肌肉酸痛。咳嗽为本病突出的症状,一般于病后 2～3 天开始,初为干咳,后转为顽固性剧咳,常有黏稠痰液,偶带血丝,可持续 1～4 周。肺部体征多不明显,甚至全无。体征与剧咳及发热等临床表现不一致,为本病特点之一。部分患儿可有溶血性贫血、脑膜炎、心肌炎、肾炎、格林-巴利综合征等肺外表现。X 线检查是本病的重要诊断依据。体征轻而 X 线改变明显是它的又一特点。

(2) 衣原体肺炎:主要是由肺炎衣原体引起的肺炎:①多见于学龄儿童;②大部分为轻症,发病常隐匿;③无特异性临床表现,早期多为上呼吸道感染的症状,咽痛、声音嘶哑;④呼吸系统最多见的症状是咳嗽,1～2 周后上呼吸道感染症状逐渐消退而咳嗽逐渐加重,并出现下呼吸道感染征象,如未经有效治疗,则咳嗽可持续 1～2 个月或更长;⑤肺部偶闻及干、湿啰音或哮鸣音;⑥X 线可见到肺炎病灶,多为单侧下叶浸润,也可为广泛单侧或双侧性病灶。

上述病原体引起的肺炎其治疗原则同支气管肺炎。

四、日常照顾

(1) 让孩子卧床休息,避免过多哭闹,减少耗氧量,从而减轻心肺负担。

(2) 患病期间,患儿胃口下降,不强迫他进食,根据孩子的胃口给予清淡、易消化的食物,特别要避免因为进食引起呛咳而加重呼吸困难。鼓励孩子多喝水,尤其是在发热期间,以弥补因高热而丢失的水分,同时也可以使痰液稀释,有利于排出。

(3) 喘憋严重的孩子可以取半卧位或上半身抬高,以减轻呼吸困难。患儿可采取侧卧位,将头转向一侧,有利于痰液排出;也可每隔半小时给患儿翻身拍背一次,经常变换体位,可防止肺淤血,促进痰液排出,有利于康复。

(4) 卧室要经常开窗通风,保持空气新鲜、清洁,温度适宜,并保持一定的湿度,最好室温维持在 18～22℃,相对湿度保持在 50%～60%(可以使用加湿器或在室内洒水等)。

(5) 及时清除鼻腔内的分泌物及鼻痂,鼓励孩子咳出痰液,保持孩子呼吸道畅通。在病情允许的情况下,经常将患儿抱起,轻轻拍打背部,使痰液容易咳出。

(6) 肺炎痊愈后,适当给孩子增加高营养食物,以弥补患病期间的营养损失。

本章小结

本章阐述的基本问题有:
○ 1. 急性上呼吸道感染的病因、表现、处理原则及预防。
○ 2. 急性感染性喉炎的表现、分级方法、处理原则。
○ 3. 急性支气管炎的病因、表现及处理原则。
○ 4. 支气管哮喘的危险因素、表现、分级、处理原则、如何预防复发及教育管理。
○ 5. 肺炎的分类、表现、处理原则、几种病原体肺炎的特点以及肺炎的日常照顾要点。

基本要点

幼儿常见的呼吸系统疾病主要由病毒和(或)细菌引起,临床症状根据疾病种类不同而各有特点,急性上呼吸道感染以全身症状为主,急性感染性喉炎有发热、犬吠样咳嗽、声音嘶哑和吸气性喉鸣等典型的临床症状,急性支气管炎则以咳嗽为主要症状,支气管哮喘以阵发性咳嗽和喘憋为主要临床症状,肺炎的临床症状较重包括发热、咳嗽、气促、呼吸困难和肺部固定湿啰音等,其中肺炎的诊断以 X 线检查为准。呼吸系统疾病的处理包括对症处理及药物应用,其中抗生素应用需足量足疗程。呼吸系统疾病易引发呼吸困难,且可能是一些重症疾病的前兆,出现以下症状时需及时送医,常见的包括高热伴发皮疹,热性惊厥,呼吸时伴有喉鸣,哮喘发作,腹胀,心率增快超过 160 次/分钟等。对患儿的护理包括多休息、多饮水、减少户外活动时间,卧室开窗通风保持室内空气流通及合适的湿度,不逼迫患儿进食和饮水,呼吸道隔离,保持口腔和呼吸道通畅,遵医嘱,足量足疗程应用抗生素;预防包括均衡营养,良好的进食和卫生习惯,加强体育锻炼等。对于过敏体质的幼儿,应避免接触过敏原,尤其是哮喘患儿,对家长普及哮喘防治教育以达到良好控制哮喘的目的。

思考与探索

1. 收集幼儿园内"感冒"小朋友的临床症状,以掌握上呼吸道感染患儿的常见临床症状,并与家长交流生病期间的一些护理方法,教授家长常见的预防措施。

2. 调查幼儿园内有多少个小朋友已经被诊断哮喘,建立哮喘小朋友档案,向家长普及哮喘防治教育,向专科医生寻求专业指导方案。

Children

第三章
幼儿常见循环系统疾病

本章将帮助你

◆ 了解儿童先天性心脏病的病因。
◆ 掌握先天性心脏病、病毒性心肌炎、心律失常表现及处理原则。
◆ 了解先天性心脏病的处理方法及原则。
◆ 了解儿童心律失常的一般表现。

问题情境

　　明明现在已经5岁了,在操场活动时老师发现他与其他小朋友不同,活动后经常心慌、呼吸急促、乏力、多汗,有时面色苍白,活动一段时间后需要停下来歇一歇,再和其他小朋友一起玩耍。有时还发现明明声音嘶哑,平时经常生病,且多次患过肺炎。

　　分析:根据明明的临床病史,活动后心慌气短、乏力、时有面色苍白,平时经常生病。考虑明明可能患有心脏病,需要去医院进一步做心彩超等检查以明确诊断。

　　本章将主要介绍常见先天性心脏病、病毒性心肌炎、心律失常的相关知识,以掌握常见先天性心脏病的表现、处理原则、预防及护理,及时发现异常儿童从而使其得到相关的专业治疗。

第一节　常见先天性心脏病

　　先天性心脏病是胎儿期心脏及大血管发育异常而致的先天畸形,是小儿最常见的心脏病,国外的调查资料提示,先天性心脏病的发病率在活产婴儿中为 4.05‰～12.30‰。最常见的有室间隔缺损、房间隔缺损、动脉导管未闭、单纯肺动脉狭窄、法洛四联症等。随着医学科学的发展,许多先天性心脏病已得到了早期治疗。

一、病因

在胎儿心脏发育阶段,若有任何因素影响了心脏胚胎发育,使心脏某一部分发育停顿或异常,即可造成先天性心脏畸形。先天性心脏病的发生主要由遗传和环境因素及其相互作用所致,有关因素很多,可分为内因和外因两类,以后者为多见。

1. 内在因素 由单基因和染色体异常所导致的各类型先天性心脏病占10%。近年研究已证明,房室间隔缺损和动脉干畸形等与第21号染色体长臂某些区带的过度复制或缺失有关。第7、12、15和22号染色体上也有与形成心血管畸形相关的基因。

2. 外在因素 早期宫内感染,特别是母孕早期受病毒感染,如风疹、流行性感冒、流行性腮腺炎和柯萨奇病毒感染等;孕母有大剂量的放射线接触和服用药物史;孕母代谢性疾病(糖尿病、高钙血症、苯丙酮尿症等);妊娠早期酗酒、吸食毒品等;宫内缺氧等均可能与发病有关。

二、常见先天性心脏病及处理原则

(一) 房间隔缺损

房间隔缺损(房缺)是小儿时期常见的先天性心脏病,该病的发病率约为活产婴儿的1/1 500,占先天性心脏病发病总数的5%～10%,是房间隔在胚胎发育过程中发育不良所致。患者女多于男,比例约为2∶1。

1. 表现 房间隔缺损的症状随缺损大小而有区别。缺损小的可全无症状,仅在体检时发现胸骨左缘第2～3肋间可闻及2/6～3/6级喷射性收缩期柔和的吹风样杂音。缺损较大时导致体循环血流量不足而影响生长发育,患儿表现为发育迟缓、体形瘦小、面色苍白、易感疲乏、多汗、活动耐量减少、有活动后气促,易反复患呼吸道感染和肺炎,严重者早期发生心力衰竭。体检发现右胸部常隆起,青春期常延迟。一般无青紫或杵状指(趾)。

2. 处理原则 一旦发现上述表现,需要通知儿童家长到专科行心脏彩超检查,确定心脏病的类型及缺损的大小。小于3 mm的房间隔缺损多在3个月内自然闭合,大于8 mm的房缺一般不会自然闭合。房缺分流量较大的均需手术治疗,一般可在3～5岁时体外循环下手术治疗。反复呼吸道感染、发生心力衰竭或合并肺动脉高压者应尽早手术治疗。房间隔缺损也可通过介入性心导管术进行治疗。

(二) 室间隔缺损

室间隔缺损由胚胎期室间隔发育不全所致,是最常见的先天性心脏病,约占我国先天性心脏病的50%。单独存在者约占25%,其他近2/3多为复杂先天性心脏病合并室间隔缺损。

1. 表现 决定于缺损大小和心室间压差,缺损直径<0.5 cm时,患儿可无症状,一般活动不受限制,仅在剧烈运动时发生呼吸急促,生长发育多为正常。中型室间隔缺损在婴儿期出现症状,如反复呼吸道感染,活动时出现气促,面色苍白。随着年龄的生长如缺损变小,症状可减轻或消失。大型室间隔缺损,患儿体重增加迟缓,有消瘦、喂养困难、发育不良,活动后乏力、气短、多汗、易患反复呼吸道感染,易导致充血性心力衰竭等。有时因扩张的肺动脉压迫喉返神经,引起声音嘶哑。大型缺损伴有明显肺动脉高压时(多见于儿童或青少年期),右室压力显著升高,逆转为右向左分流,出现青紫,并逐渐加重。室间隔缺损易并发支气管炎、肺水肿、感染性心内膜炎、充血性心力衰竭(主要临床表现为心率增快、呼吸困难、肝脏增大达肋下3 cm以上、烦躁不安、面色苍白或者发灰、尿量少、下肢水肿)。体检时心前区隆起,心尖搏动明显且有抬举感,在胸骨左缘第3、4肋间可闻及3/6～6/6全收缩期杂音,常伴有收缩期震颤。

2. 处理原则 发现上述表现需要家长到医院进行心脏彩超检查明确诊断。室间隔缺损有自然闭合可能,中小型缺损可在医院随访至学龄前期,有临床症状,如反复呼吸道感染和充血性心力衰竭时需要在医院进行抗感染、强心、利尿、扩血管等处理。大中型缺损有难以控制的充血性心力衰竭者,应及时送专科医院处理。室间隔缺损治疗可选择外科手术及内科介入手术进行治疗。

(三) 动脉导管未闭

动脉导管未闭为小儿先天性心脏病常见类型之一,占先天性心脏病发病总数的15%。胎儿期动脉导管被动开放是血液循环的重要通道,出生后,约15小时即发生功能性关闭,80%在生后3个月解剖性关闭。到生后一年,在解剖学上应完全关闭。若持续开放,并产生病理、生理改变,即称动脉导管未闭。

1. 表现 取决于未闭导管的粗细、分流量的大小和肺动脉高压的情况。导管小、分流量小时可无症状。如导管较粗,常有呼吸急促、心悸、喂养困难、吃奶时气促、反复呼吸道感染、易出现心力衰竭,体循环血量减少则引起发育迟缓。一般临床无青紫,但合并肺动脉高压,即出现青紫。因肺动脉扩张压迫喉返神经可出现声音嘶哑。体检时在胸骨左缘第1、2肋间可闻及粗糙的连续性机器样杂音,并有震颤,分流量大时心尖区可听到舒张期杂音。

2. 处理原则 为防止心内膜炎,有效治疗和控制心功能不全和肺动脉高压,不同年龄、不同大小的动脉导管均应手术或经介入方法予以关闭。可采用介入疗法选择弹簧圈、蘑菇伞等关闭动脉导管。

(四) 肺动脉瓣狭窄

肺动脉瓣狭窄是一种常见的先天性心脏病,单纯性肺动脉瓣狭窄约占先心病的10%,约有20%的先天性心脏病合并肺动脉瓣狭窄。

1. 表现 轻度狭窄可完全无症状,生长发育良好,常仅仅在体检时发现有心脏杂音;中度狭窄在3岁内无症状,但年长后劳力时即感易疲劳及气促;严重狭窄者中度体力劳动亦可呼吸困难和乏力,突有昏厥甚至猝死。亦有患者活动时感胸痛或上腹痛,可能由于心排出量不能相应提高,致使心肌供血不足或心律失常所致。生长发育多正常,半数患儿面容大而圆,大多无青紫,面颊和指端可能暗红;狭窄严重者可有青紫,如伴有大型房间隔缺损可有严重青紫,并有杵状指(趾)及红细胞增多,但有蹲踞者很少见。在胸骨左缘第2、3肋间可闻及响亮的粗糙的喷射性4/6~6/6级杂音,向左肺及背部传导。

2. 处理原则 严重肺动脉瓣狭窄患儿应接受球囊瓣膜成形术,如无该手术适应证,则应接受外科瓣膜切开术。轻度肺动脉瓣狭窄可推荐行狭窄解除手术。球囊瓣膜成形术是大多数患儿的首选治疗方法。

(五) 法洛四联症

法洛四联症是婴儿期后最常见的青紫型先天性心脏病,约占所有先天性心脏病的10%。法洛四联症由右室流出道梗阻、室间隔缺损、主动脉骑跨、右心室肥厚4种畸形组成。

1. 表现

(1) 青紫:为其主要表现,其程度和出现的早晚与肺动脉狭窄程度有关。多见于毛细血管丰富的浅表部位,如唇、指(趾)甲床、球结合膜等。因血氧含量下降,活动耐力差,稍一活动如啼哭、情绪激动、体力劳动、寒冷等,即可出现气急及青紫加重。

(2) 蹲踞症状:当患儿行走、游戏时,常主动下蹲片刻,原因是蹲踞时下肢屈曲,使静脉回心血量减少,减轻了心脏负荷,同时下肢动脉受压,体循环阻力增加,从而减少右向左分流,可以改善缺氧。

(3) 杵状指(趾):由于患儿长期缺氧,使指、趾端毛细血管扩张增生,局部软组织和骨组织增生肥大,表现为指(趾)端膨大如鼓槌状。

(4) 阵发性缺氧发作:多见于婴儿,发生的诱因为吃奶、哭闹、情绪激动、贫血、感染等。表现为阵发性呼吸困难,严重者可引起突然昏厥、抽搐,甚至死亡。

体格检查时,患儿生长发育一般均较迟缓,智能发育亦可能稍落后于正常儿。在胸骨左缘第1或第3、4肋间及心尖部可闻及3/6~6/6级喷射性收缩期杂音,伴有收缩期震颤。

2. 处理原则

(1) 一般护理:平时应经常饮水,预防感染,补充足够水分,防止血液过于浓缩而发生脑栓塞等并发症。婴幼儿则须特别注意护理,以免引起阵发性缺氧发作。

(2) 缺氧发作的治疗:发作轻者使其取胸膝位即可缓解,重者应送往医院进行治疗。平时应去除引起缺氧发作的诱因如贫血、感染,尽量保持患儿安静,经上述处理后仍不能有效控制发作者,应考虑送医院急症外科手术修补。

（3）外科治疗：轻症患者可考虑于5～9岁行一期根治手术,但稍重的患儿应尽早行根治术。

（六）先天性心脏病的日常照顾

对先天性心脏病患儿的管理原则为及早发现、确诊和早期矫正干预,暂不干预者则应加强护理,采用药物控制或减轻心肺功能不全,控制感染,在合适的年龄进行介入或手术治疗。

1. 生活要有规律,合理安排一天生活 根据儿童的体力和病情安排适当的活动,不要进行剧烈活动,避免过度疲劳。保持心情舒畅,避免过度的情绪紧张,尽量减少儿童的哭闹,避免情绪激动,多给予安抚。

2. 合理安排儿童的膳食 保证足够的营养素和热量的摄入,以维持儿童正常的生长发育。儿童的饭菜制作应易于消化,避免食用产气过多的食物,如山芋、土豆、萝卜、蚕豆、甜食等。多食蔬菜、水果等粗纤维食物,保证大便通畅。有心力衰竭时应安排低盐饮食,适量饮水。

3. 增强抗病能力,预防感染 应鼓励儿童经常进行户外活动,多晒太阳。根据天气变化适当增减衣服,避免过度保暖,导致出汗过多。避免接触患有呼吸道感染的病人,不要到人多的公共场所,尽量减少被感染的可能。应按照计划免疫程序进行预防接种,以减少相应传染病的发生,但在心肺功能严重不全或并发感染时应暂缓接种各种疫苗。注意患儿体温变化,按气温改变增减衣服,避免受凉引起呼吸道感染。

4. 定期体格检查 发现患有先天性心脏病后,应到专科医院进行全面的体格检查,确定先天性心脏病的类型,并进行定期随访,严密观察病情的变化,在适当的时期进行手术治疗。

（七）先天性心脏病的预防

（1）加强对孕妇的保健,如妊娠早期适量补充叶酸,特别是在妊娠早期积极预防风疹、流感等病毒性疾病,避免接触放射线,尽量不服用药物(如一定要用药也应在医生指导下进行),有代谢性疾病的妇女要怀孕应在医生指导下进行,妊娠后定期到医院随访。

（2）有遗传性疾病的家庭,男女双方在怀孕前应到遗传门诊进行咨询,必要时在怀孕的早中期通过胎儿超声心电图及染色体、基因诊断等手段对先天性心脏病进行早期诊断、早期干预。

（3）怀孕期的妇女应尽量保持心情愉快,避免惊吓、恐怖、抑郁,这样有利于胎儿的正常发育。

第二节　病毒性心肌炎

 案例

> 琳琳今年6岁了,7天前琳琳就在幼儿园感觉不舒服,有发热、轻度咳嗽,有时对老师说嗓子疼痛,测量体温37.5～38.4℃,精神欠佳、并说有点头晕、乏力,食欲也较前有所减退,偶有烦躁不安。近几天琳琳症状较前加重、精神差、感觉胸前不适。随即送往医院体检发现心率增快、心音低钝,做心电图示ST－T改变。
>
> **分析:** 根据琳琳的临床病史,其有中等发热、伴有咽痛、轻度咳嗽。首先考虑上呼吸道感染。该患儿伴有头晕、乏力、精神不佳、胸前不适,体检发现心率增快、心音低钝。应考虑急性心肌炎的可能性较大。需要在医院进一步完善相关检查以明确诊断。

心肌炎是由各种感染性、中毒性、结缔组织性等疾病侵犯心肌所致。本病常继发于上呼吸道感染、腮腺炎等疾病,一年四季均可发病。最常见的是病毒性心肌炎,其病理特征为心肌细胞的坏死或变性,有时病变也可累及心包或心内膜。儿童期的发病率尚不确切。

一、病因

引起儿童心肌炎的常见病毒有柯萨奇病毒（B组和A组）、埃可病毒、脊髓灰质炎病毒、腺病毒、传染性肝炎病毒、流感和副流感病毒、麻疹病毒、单纯疱疹病毒以及流行性腮腺炎病毒等。

二、表现

1. 症状 表现轻重不一，取决于年龄和感染的急性或慢性过程。主要为发热、周身不适、咽喉疼痛、肌痛、腹泻及皮疹。心肌明显受累时患儿常诉心前区不适、胸闷、心悸、头晕及乏力等。预后大多良好，少数重症患儿可发生心力衰竭并发严重心律失常、心源性休克，表现为烦躁不安、面色灰白、皮肤发亮、四肢冷湿及末梢青紫等。

2. 体征 心脏有轻度扩大，伴心动过速、心音低钝及奔马律，可导致心力衰竭及昏厥等。反复心衰者，心脏明显扩大，肺部出现湿啰音及肝脾肿大，呼吸急促和青紫，重症患者可突然发生心源性休克，脉搏细弱，血压下降。

三、处理原则

（1）休息：急性期需卧床休息到热退后3～4周，减少耗氧量，减轻心脏负荷。一般总的休息时间不少于3～6个月，随后根据病情、恢复情况逐渐增加活动量。

（2）药物治疗：需要住院治疗，改善心肌代谢、促进心肌恢复，可行抗病毒、改善心肌营养、大剂量丙种球蛋白、皮质激素等药物治疗。

四、预防

（1）注意休息、避免过度疲劳，不做剧烈运动。

（2）多接触阳光，注意天气变化时小儿衣服添减，防止感冒发生。

（3）饮食宜清淡和富有营养，忌食过于油腻及辛辣食物，不饮浓茶。

（4）仔细观察患儿心率、呼吸及面色，如有异常及时就诊。

第三节　儿童心律失常

 案例

　　欣欣今年5岁了，3天前欣欣在幼儿园剧烈运动后突然感觉前胸部不舒服、感觉心慌、胸前闷得慌、在跑步后有气急。幼儿园老师马上体检摸欣欣的脉搏时发现脉搏跳动不规则、跳跳停停，有时脉搏细微摸不清楚。随即送往医院做心电图检查有心律失常的表现。

　　分析：根据欣欣的临床病史，胸部不舒服、感觉心慌、胸前闷得慌、在跑步后有气急、体检发现脉搏跳动不规则、跳跳停停考虑心律失常的可能性较大。需要在医院进一步完善相关心电图检查以明确诊断。

心律失常是指心脏跳动的节律、频率或者其活动程序发生异常改变,又称心律紊乱。儿童时期如果心脏的心肌细胞兴奋性、传导性和自律性等电生理发生改变,都可构成心律失常。儿童心律失常分为:早搏、阵发性室上性心动过速、室性心动过速、房室传导阻滞等。儿童心律失常的主要危险是由此产生的严重心动过缓或心动过速可导致心脏排出量降低,并可能引起晕厥或猝死。但大多数心律失常并无生命危险,如早搏可存在正常儿童中,准确判断心律失常是否对生命构成威胁非常重要。

一、病因

儿童的心律失常可以是先天性疾病引起的,如先天性心脏病,也可以是获得性疾病引起的:如风湿性心脏病、心肌炎、药物不良反应、心脏手术后、严重感染、缺氧等引起;也可由疲劳、精神紧张、情绪不稳定、过度换气等所引起。

二、表现

不同的心律失常表现有所不同。发生早搏时,儿童症状表现较轻微,常在体检中发现。个别年长儿童可述心慌、胸闷、胸部不适。如发生阵发性室上性心动过速,儿童常突然烦躁不安,脸色青灰,皮肤湿冷,呼吸加快,脉搏细弱常伴有干咳,有时呕吐。年长儿童还可自诉心慌、胸部不适、头晕等。发作时心率突然增快在160~300次/分钟之间,一次发作可持续数秒钟至数日。发作停止时心率突然减慢,恢复正常。发作持续超过24小时者,易引发心力衰竭。室性心动过速发生时症状比较严重,儿童常烦躁不安、脸色苍白、呼吸急促。年长儿童室性心动过速可诉心慌、前胸部疼痛,严重病例可有晕厥、休克、充血性心力衰竭等。体格检查发现心率增快,常在150次/分以上,节律整齐。轻度房室传导阻滞无特殊的临床表现。房室传导阻滞导致心室跳动过慢时可引起胸闷、心慌,甚至产生眩晕和晕厥。听诊时可发现心律不齐,心脏搏动脱漏。重度房室传导阻滞因心脏排血量减少而引起乏力、眩晕、活动时气短。严重的表现为知觉丧失,甚至发生死亡。

三、处理原则

出现上述临床表现时,应及时到专科医院进行心电图等相关检查以明确病因。必须针对基本病因治疗原发病。根据具体病因由专科医生决定是否保守治疗,及选择其他抗心律紊乱药物治疗、直流电同步电击转律、射频消融术治疗、安装起搏器等相关的治疗措施。

本章小结

本章阐述的基本问题有:
○ 1. 儿童先天性心脏病的病因及先天性心脏病的护理方法。
○ 2. 先天性心脏病如房间隔缺损、室间隔缺损、动脉导管未闭、肺动脉瓣狭窄、法洛四联症的临床表现、处理方法及原则。
○ 3. 病毒性心肌炎的表现、处理原则。
○ 4. 心律失常的表现及处理原则。

基本要点

先天性心脏病的发病率在活产婴儿中较高,缺损较大或者严重心脏病患儿表现为发育迟缓、体形瘦小、喂养困难、面色苍白、易感疲乏、多汗、活动耐量减少、有活动后气促,易反复患呼吸道感染和肺炎,严重者早期发生心力衰竭。体检发现左胸部常隆起,青春期常延迟。有时因扩张的肺动脉压迫喉返

第三章 幼儿常见循环系统疾病

神经，引起声音嘶哑。法洛四联症等先天性心脏病易出现青紫并逐渐加重。室间隔缺损易并发支气管炎、充血性心力衰竭、肺水肿及感染性心内膜炎。法洛四联症患儿每于行走、游戏时，常主动下蹲片刻，指（趾）端膨大如鼓槌状。有时可出现阵发性呼吸困难，严重者可引起突然昏厥、抽搐，甚至死亡；常见的并发症为脑血栓、脑脓肿及感染性心内膜炎。体格检查时，患儿生长发育一般稍落后，心前区隆起，心前区可闻及杂音。可经心电图、胸部 X 线、心彩超和心导管检查以确诊，一旦确诊应及时到儿童专业医疗机构进行治疗。

病毒性心肌炎主要表现为发热、周身不适、咽喉疼痛、肌痛、腹泻及皮疹。心肌明显受累时患儿常诉心前区不适、胸闷、心悸、头晕及乏力等。少数重症病人可发生心力衰竭并发严重心律失常、心源性休克，表现为烦躁不安、面色灰白、皮肤发亮、四肢冷湿及末梢青紫等。体检发现心脏有轻度扩大，伴心动过速、心音低钝及奔马律，可导致心力衰竭及昏厥等。一旦怀疑上述症状应马上通知患儿家长及时送医。

儿童发生心律失常时可表现心慌、胸闷、胸部不适。部分儿童常突然烦躁不安，脸色青灰，皮肤湿冷，呼吸加快，脉搏细弱常伴有干咳，有时呕吐。症状严重者常烦躁不安、脸色苍白、呼吸急促、可有晕厥、休克、充血性心力衰竭等。一旦有上述表现应及时送往医院进一步诊断及治疗。

思考与探索

1. 简述儿童先天性心脏病的表现。怎样能够早期发现儿童有先天性心脏病？
2. 简述儿童先天性心脏病的护理要点。
3. 简述小儿病毒性心肌炎的表现。
4. 简述小儿心律失常的表现。

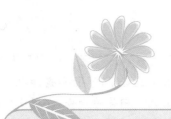

第四章
幼儿常见泌尿系统疾病

本章将帮助你

◆ 掌握幼儿泌尿系统常见疾病的表现。
◆ 熟悉急性肾小球肾炎、肾病综合征、泌尿道感染的处理和预防。
◆ 了解引起血尿症状的相关疾病。

问题情境

　　小刘老师已经在蓝天幼儿园工作2年了,她很喜欢孩子,最近她班上有一个小朋友请假了,是因为患了急性肾小球肾炎住院了,小刘老师心里很自责,她总觉得是自己没有照顾好小朋友。小刘老师查了些医学专业的书籍,但是里面有很多东西她都不能很好地理解,很苦恼。

　　分析:泌尿系统疾病在幼儿的发病率比较高,小刘老师这种情况在幼儿教师中是个普遍的现象。因此,我们特别编写了本章内容,希望像小刘老师一样的幼儿教师们能够从中了解幼儿常见的泌尿系统疾病的表现、处理原则和预防。

　　儿童肾脏虽具备大部分成人肾脏的功能,但其调节功能较弱,贮备能力差,因此易发生脱水、水肿、电解质紊乱及酸中毒等。

第一节　急性肾小球肾炎

 案例

　　小刚是幼儿园大班的小朋友,最近几天总是觉得很累,不舒服,恶心,食欲不好,在幼儿园里也打不起精神。今天他从幼儿园回到家里,在厕所间发现自己小便的颜色好像比以前深,他很害怕,赶紧告诉妈妈。两周之前,小刚曾有过一次感冒,发热,喉咙痛,但是很快就好了,家长和老师也没有太多留意。现在妈妈也很担心,赶紧就带小刚去医院看病,医生给小刚做了相关的检查,发现小刚的小便里面有红细胞、蛋白质,血清补体C3水平下降,医生告诉小刚的妈妈小刚得了急性肾小球肾炎,需要住院治疗。

分析: 小刚这次生病起病急,但起初的临床表现不特异,比如全身不适、恶心,因此未引起幼儿园老师和家长的重视,直到出现了血尿,家长才发现。实际上小刚有一个明显的前驱呼吸道感染,结合临床表现以及实验室检查,我们可以清楚地知道小刚患了急性肾小球肾炎。

急性肾小球肾炎多见于儿童和青少年,特别是5～14岁的儿童,而小于2岁的患儿很少见,男女比例为2∶1。急性肾小球肾炎起病急,大多有前驱感染,症状以血尿为主,同时伴不同程度蛋白尿,少数伴有水肿、高血压或者肾功能不全。尽管急性肾小球肾炎有多种病因,但是绝大多数病例属于A组β溶血性链球菌急性感染后引起的免疫复合性肾小球肾炎。溶血性链球菌感染后,急性肾小球肾炎的发生率一般为10%～20%。除了A组β溶血性链球菌感染之外,其他细菌、病毒、支原体、寄生虫等均可导致急性肾小球肾炎。

一、表现

急性肾小球肾炎的主要临床特点是水肿、血尿、高血压。表现有轻有重,轻者可以全无临床症状,仅发现有镜下血尿,重者可在短期内出现肾功能不全。

1. 前驱感染 90%病例存在链球菌的前驱感染,通常以呼吸道及皮肤感染为主。前驱感染后经过1～3周的无症状间歇期后急性起病。呼吸道感染为诱因者多见于病前6～12天,多有发热、颈淋巴结大和咽部渗出等表现。皮肤感染多见于病前14～28天。

2. 典型表现 急性期常有全身不适、乏力、食欲不振、发热、头痛、头晕、恶心、呕吐等。

(1) 水肿:70%的病例有水肿,以眼睑及颜面部为主,重者2～3天遍及全身,呈非凹陷性水肿。

(2) 血尿:50%～70%患儿有肉眼血尿,持续1～2周即转显微镜下血尿。

(3) 蛋白尿:程度不等。

(4) 高血压:30%～80%病例出现血压增高。

(5) 尿量减少:肉眼血尿严重者可伴有排尿困难。

3. 严重表现 少数患儿在疾病早期(2周之内)可出现下面的严重症状。

(1) 严重循环充血:常发生在起病1周内,出现咳嗽、呼吸困难、腹胀等症状,严重者可出现端坐呼吸,少数可突然发生,病情急剧恶化。

(2) 高血压脑病:年长儿会主诉剧烈头痛,严重者可能突然出现惊厥、昏迷。

(3) 急性肾功能不全:常发生于疾病初期,出现少尿、无尿等症状,一般持续3～5日,不超过10天。

4. 非典型表现

(1) 无症状性急性肾小球肾炎:患儿仅有显微镜下血尿或仅有血补体C3降低而无其他临床表现。

(2) 肾外症状性急性肾小球肾炎:有的患儿水肿、高血压明显,甚至有严重循环充血症状和高血压脑病,而尿改变轻微或尿常规检查正常,但有链球菌前驱感染和血补体C3水平明显降低。

(3) 以肾病综合征表现为主的急性肾小球肾炎:少数患儿以急性肾炎起病,但是水肿和蛋白尿症状突出,伴轻度的高胆固醇血症和低白蛋白血症,临床表现类似肾病综合征。

二、诊断要点

明确诊断需要到医院就诊,做相关的检查,如尿常规等。尿显微镜下检查除多少不等的红细胞外,可有透明、颗粒或红细胞管型,疾病早期可见较多的白细胞和上皮细胞,并非感染,尿蛋白可在＋～＋＋＋之间,且与血尿的程度相平行。外周血白细胞一般轻度升高或正常,血沉加快。80%～90%的病人血清补体C3

下降。持续少尿、无尿者，血肌酐升高，内生肌酐清除率降低，尿浓缩功能也受损。

三、处理原则

1. 日常照顾

（1）提供适宜的环境，保证休息及限制活动。急性期需卧床 2～3 周，直到肉眼血尿消失，水肿减退，血压正常，可下床做轻微活动。血沉正常可以上学，但应避免重体力活动。尿沉渣细胞绝对计数正常后方可恢复正常的体力活动。

（2）控制饮食。对有水肿、少尿、高血压者应限制食盐及水的摄入。食盐以 60 mg/(kg·d) 为宜。除少尿或者循环充血外，一般不必严格限水，限水的时候水分一般以不显性失水加尿量计算。有氮质血症者应限蛋白质的摄入量，可给优质动物蛋白 0.5 g/(kg·d)。应给予患儿高糖、高维生素、适量脂肪的低盐饮食。因为低盐饮食味道欠佳，可以利用糖、醋及其他调味品弥补低盐造成的味道不足，以保证食欲和进食量。

（3）加强心理护理。多与患儿进行交流、游戏，消除紧张心理。提供床上娱乐物品，如图书、电视机等，以减轻因卧床时间较长而引起的焦虑。对年幼儿最好能 24 小时有家长陪伴，以增强安全感。

2. 医学治疗

（1）抗感染。有感染灶时用青霉素 10～14 天。

（2）对症治疗。可根据症状采取对症处理。

（3）定期复查。出院后定期复查，每周到医院查 1 次尿常规，病程 2 个月后改为每月查 1 次，随访时间至少为半年。

四、预防

防治感染是预防急性肾小球肾炎的根本。A 组溶血性链球菌感染后 1～3 周内应定期检查尿常规，及时发现并治疗本病。

1. 积极参加体育锻炼　选择适合自身实际情况的运动项目，以增强体质，提高机体的防病能力。

2. 注意清洁卫生　经常沐浴，更换衣裤，避免或减少上呼吸道及皮肤感染，可大大降低急性肾小球肾炎的发病率。

3. 减少呼吸道及皮肤感染的发生　若发生感染性疾病，急性扁桃体炎、猩红热及脓疱疮患儿应及时使用抗菌药物，如青霉素或其他敏感抗生素治疗，对于一些慢性感染病灶，如扁桃腺炎、咽炎、龋齿及中耳炎等，应尽早彻底治疗。

第二节　肾病综合征

 案例

军军是幼儿园中班的小朋友，这些天妈妈发现军军早上起床后脸有些肿，特别是眼睛最为明显，胃口也有些不好，今天军军还有些咳嗽，妈妈问军军哪里不舒服，军军摇摇头，妈妈很担心，还是决定带军军去医院看医生。医生给军军做了体检，还验了小便、查了血。根据医生的诊断，妈妈才知道军军得了肾病综合征。

分析：军军最主要的临床表现为水肿，特别是眼睑部位的水肿，结合病史和实验室检查不难诊断为肾病综合征。同时军军还并发了呼吸道感染。

肾病综合征在儿童肾脏疾病中的发病率仅次于急性肾小球肾炎。发病年龄以学龄前儿童为多,3～5岁为发病高峰。男女比例为3.7∶1。肾病综合征是一组由多种原因引起的肾小球基底膜通透性增加,导致血浆内大量蛋白质从尿中丢失的临床综合征。原发性肾病综合征约占儿童时期肾病综合征总数的90%。原发性肾病综合征的病因及发病机制目前尚不明确。

一、表现

肾病综合征最常见的临床表现为水肿,最早出现的是眼睑,以后逐渐遍及全身,呈凹陷性。一般起病隐匿,常无明显诱因。约30%的患儿有病毒感染或细菌感染病史,多伴有尿量减少,颜色变深,无并发症的患儿无肉眼血尿,约15%的病人可见短暂的镜下血尿。大多数患儿血压正常,但也有少部分轻度高血压,一般肾功能正常,很少出现急性肾衰竭。部分病例晚期可有肾小管功能障碍,出现低血磷性佝偻病、肾性糖尿、氨基酸尿和酸中毒等。

二、并发症

1. 感染　肾病综合征患儿极易患各种感染,常见的有呼吸道、皮肤、泌尿道感染等,其中尤以上呼吸道感染最多见,占50%以上。呼吸道感染中较常见的是病毒感染。细菌感染中则以肺炎链球菌为主。

2. 电解质紊乱和低血容量　常见的电解质紊乱有低钠血症、低钾血症、低钙血症。其临床表现可出现厌食、乏力、懒言、嗜睡、血压下降甚至出现休克等。

3. 血栓形成　肾病综合征的高凝状态易导致各种动、静脉血栓形成,以肾静脉血栓形成常见,表现为突发腰痛、出现血尿或血尿加重,少尿甚至发生肾衰竭。除肾静脉血栓形成外,可出现下肢深静脉血栓、下肢动脉血栓、股动脉血栓、脑栓塞、阴囊水肿、腹水等,血栓缓慢形成者其临床症状大多不明显。

4. 急性肾衰竭　5%微小病变型肾病可并发急性肾衰竭。

5. 肾小管功能障碍　可出现肾性糖尿或氨基酸尿。

三、诊断要点

明确诊断需要到医院就诊,做相关的检查。

1. 尿液分析

(1) 常规检查:尿蛋白定性多在＋＋＋,约15%患儿的尿液在显微镜下可见红细胞,大多可见透明管型、颗粒管型和卵圆脂肪小体。

(2) 蛋白质定量:24小时尿蛋白定量检查超过40 mg/(h·m²)或＞50 mg/(kg·d)为肾病范围的蛋白尿。尿蛋白/尿肌酐(mg/mg),正常儿童上限为0.2,肾病综合征＞3.5。

2. 血清蛋白、胆固醇和肾功能测定　血清白蛋白浓度≤30 g/L可诊断为肾病综合征的低白蛋白血症。胆固醇＞5.7 μmol/L和三酰甘油升高,低密度脂蛋白(LDL)和极低密度脂蛋白(VLDL)增高,高密度脂蛋白(HDL)多正常。血尿素氮(BUN)、肌酐(Cr)在肾炎性肾病综合征可升高,晚期可有肾小管功能损害。

3. 血清补体测定　微小病变型肾病综合征或单纯性肾病综合征患儿血清补体水平正常,肾炎性肾病综合征患儿补体可能下降。

4. 高凝状态和血栓形成的检查　多数原发性肾病患儿都存在不同程度的高凝状态,血小板增多,血小板聚集率增加,血浆纤维蛋白原增加,尿纤维蛋白裂解产物增高。

四、处理原则

1. 日常照顾

(1) 提供适宜的环境,注意休息。由于患儿长期使用糖皮质激素治疗,机体免疫力低下,故对患儿应进行保护性隔离,室内应定期消毒,经常开窗换气,保持空气新鲜,温度、湿度适宜。适当限制患儿活动,除水肿显著或并发感染,或严重高血压外,一般不需要严格的卧床休息。通常只需减少活动量,待病情缓解后逐渐增加活动量。

(2)控制饮食。显著水肿和严重高血压时应短期限制水钠的摄入量,病情缓解后不必继续限制盐的摄入。活动期供盐 1～2 g/d。蛋白质摄入 1.5～2 g/(kg·d),以高生物价的动物蛋白,如牛奶、鱼肉、牛肉、蛋类、禽类等为宜。鼓励患儿进食富含钾的食物,如香蕉、橘子等,避免进食过硬或有刺激性的食物。在应用糖皮质激素过程中每日应给予维生素 D 400 IU 以及适量钙剂。

(3)防治感染。减少探视的人数,避免接触有明显感染症状的探视者。检测体温,注意皮肤和口腔的护理。保持皮肤清洁干燥,每天用温水清洗皮肤,擦干后在皮肤皱褶处撒爽身粉,保持干燥、滑爽,以免摩擦损伤。减少对皮肤的刺激,帮助患儿修剪指甲,及时更换内衣,衣服保持柔软、干净。阴囊水肿时要用丁字带托起,防止皮肤擦伤引起感染。如皮肤有损伤,患处要覆盖消毒敷料,防止感染。

(4)利尿。对糖皮质激素耐药或未使用糖皮质激素,并且水肿较重伴尿少者可配合使用利尿剂,但需密切观察记录出入水量、体重的变化及检测电解质。

(5)对家属的教育。应使父母及幼教老师很好地了解肾病综合征的有关知识,积极配合随访和治疗。

(6)心理护理。如患儿担心身体形象改变而引起焦虑,应给予体谅和同情,尽可能用安慰性的语言给予解释。

(7)出院后每 2 周复诊一次。预防接种需在病情完全缓解且停用糖皮质激素半年后进行。

2. 在医院就诊后,需应用的药物

(1)糖皮质激素。因用药时间长,在减量时要缓慢,切忌突然停药,必须按医嘱准时服药。

(2)免疫抑制剂。

(3)抗凝及纤溶药物疗法。

(4)免疫调节剂、血管紧张素转换酶抑制剂、中医药等。

五、预防

(1)平时要合理安排生活作息制度,加强身体锻炼,同时应避免过劳,保持心情轻松愉快,强化自我保健意识。

(2)保证营养均衡,增强体质和机体抵抗力。

(3)注意个人卫生及环境的清洁,积极防治各种感染性疾病、积极防治慢性肾病。

(4)家长及老师注意监测。发觉幼儿身体不适时,如出现了夜尿多、食欲减退、腰部不舒服感或酸胀感,尤其早晨起床后出现眼睑颜面部水肿及排尿异常,则提示患肾病综合征的可能,要及时到医院检查。

第三节 泌尿道感染

 案例

兰兰是幼儿园大班的小朋友,最近几天兰兰的小便次数比以往多了,小便的时候兰兰觉得很难受,小便还总是很急,有时很难憋得住,有一次还把裤子尿湿了,她觉得很不好意思。今天兰兰突然发起高热,爸爸妈妈把兰兰带到了医院,医生根据兰兰的症状和检查结果,诊断出兰兰患了急性泌尿道感染。

分析:兰兰是个小女生,这次的起病很急,有发热及尿频、尿急、尿痛等尿路刺激症状,老师应当特别注意这样的特点和临床表现,及时发现泌尿道感染。

27

泌尿道感染是指病原体直接侵入尿路,在尿液中生长繁殖,并侵犯尿路黏膜或组织而引起损伤。泌尿道感染占儿童泌尿系疾病的 12.5%,女性泌尿道感染的发病率普遍高于男性。根据有无临床症状,泌尿道感染分为症状性泌尿道感染和无症状性菌尿。无症状性菌尿是儿童泌尿道感染的一个重要组成部分,以学龄女孩最为常见。

任何致病菌均可引起泌尿道感染,但绝大多数为革兰阴性杆菌,如大肠杆菌、副大肠杆菌等,少数为肠球菌和葡萄球菌。大肠杆菌是泌尿道感染中最常见的致病菌,占 60%～80%。初次患泌尿道感染的所有年龄的女孩,主要的致病菌仍是大肠杆菌;而在 1 岁以上男孩主要致病菌多是变形杆菌。

一、表现

1. 急性泌尿道感染 以发热、寒战、腹痛等全身症状突出,常伴有腰痛。同时,尿路刺激症状明显,患儿可出现尿频、尿急、尿痛、尿液浑浊,偶有肉眼血尿。

2. 慢性泌尿道感染 病程迁延或反复发作伴有贫血、消瘦、生长迟缓、高血压或肾功能不全。

3. 症状性菌尿 在常规的尿筛检查中,可以发现健康儿童存在着菌尿,但无任何尿路感染症状。在儿童中以学龄女孩最为常见。无症状性菌尿患儿常同时伴有尿路畸形和既往有症状的泌尿道感染史。病原体多数是大肠杆菌。

二、诊断要点

明确诊断需要到医院就诊,做相关的检查。

1. 尿常规检查及尿细胞计数

(1) 尿常规检查:如清洁中段尿离心沉渣中白细胞>10 个/HP,即可怀疑为尿路感染。血尿也很常见。肾盂肾炎患者有中等蛋白尿、白细胞管型尿及晨尿的比重和渗透压减低。

(2) 1 小时尿白细胞排泄率测定:白细胞数 $>30\times10^4/h$ 为阳性,可怀疑尿路感染;$<20\times10^4/h$ 为阴性,可排除泌尿道感染。

2. 尿培养细菌学检查 尿细菌培养及菌落计数是诊断尿路感染的主要依据。通常认为中段尿培养菌落数 $>10^5/ml$ 可确诊。$10^4\sim10^5/ml$ 为可疑,$<10^4/ml$ 是污染所致。结果分析应结合患儿性别、有无症状、细菌种类及繁殖力进行综合评价。伴有严重尿路刺激症状的女孩,如果尿中有较多白细胞,中段尿细菌定量培养 $\geq10^2/ml$,且致病菌为大肠杆菌类或腐物寄生球菌等,也可诊断为泌尿道感染。临床高度怀疑泌尿道感染而尿普通细菌培养阴性的,应作 L-型细菌和厌氧菌培养。

三、处理原则

治疗目的是控制症状,根除病原体,去除诱发因素,预防再发。

1. 一般处理

(1) 保持室内空气流通、新鲜,每天通风换气 4 次。提供合适的排尿环境,因患儿有尿急、尿频的表现,年幼儿应将盛便器具放在易取的位置,并做好消毒、除臭处理。

(2) 急性期需卧床休息,鼓励患儿多饮水以增加尿量,出汗后保持床单清洁干燥并及时更换衣服,保持皮肤清洁。鼓励年长儿多漱口,保持口腔清洁。便后洗净臀部,清洗时要自前向后擦洗,以减少尿道口污染。女孩还应注意外阴部的清洁卫生,每天冲洗会阴部 1～2 次,保持会阴部清洁、干燥。

(3) 鼓励患儿多饮水,给予清淡易消化的饮食,供给足够的热能、丰富蛋白质和维生素的食物,以增强机体的抵抗力。

(4) 对症治疗。对高热、头痛、腰痛的患儿应给予解热镇痛剂缓解症状。对尿路刺激症状明显者,可用阿托品、山莨菪碱等抗胆碱药物治疗或口服碳酸氢钠碱化尿液,以减轻尿路刺激症状。

(5) 急性感染疗程结束后每月随访 1 次,连续 3 个月;复发者 3～6 个月随访 1 次,共 2 年或更长时间。

2. 抗菌药物治疗　即选用抗生素的原则。

（1）依据感染部位选择：对肾盂肾炎应选择血浓度高的药物，对膀胱炎应选择尿浓度高的药物。

（2）依据感染途径选择：对上行性感染，首选磺胺类药物治疗。如发热等全身症状明显或属血源性感染，多选用青霉素类、氨基糖苷类或头孢菌素类单独或联合治疗。

（3）根据尿培养及药敏试验结果，同时结合临床疗效选用抗生素。

（4）选用在肾组织、尿液、血液中都应有较高浓度的药物。

（5）选用的药物抗菌能力强、抗菌谱广，最好能用强效杀菌药，且不易使细菌产生耐药菌株。

（6）选用对肾功能损害小的药物。

3. 其他泌尿道感染的处理

（1）症状性泌尿道感染的治疗：对单纯性泌尿道感染，在进行尿细菌培养后，初治首选复方磺胺异恶唑，连用 7～10 天，待尿细菌培养结果出来后依据药敏试验结果选用抗菌药物。对上尿路感染或有尿路畸形患儿，在进行尿细菌培养后，一般选用两种抗菌药物，疗程共 10～14 天。治疗开始后应连续 3 天送尿细菌培养，若 24 小时后尿培养阴转，表示所用药物有效，否则按尿培养药敏试验结果调整用药。停药 1 周后复查尿培养一次。

（2）无症状菌尿的治疗：单纯无症状菌尿一般无需治疗。如果合并尿路梗阻、膀胱输尿管反流或存在其他尿路畸形，或既往感染使肾脏留有陈旧性瘢痕者，则应积极选用抗生素进行治疗。疗程 7～14 天，然后给予小剂量抗菌药物预防，直至尿路畸形被矫治为止。

（3）再发泌尿道感染的治疗：多在停药后 6 个月内发生。治疗主要在进行尿细菌培养后选用 2 种抗菌药物治疗，疗程 10～14 天为宜，然后给予小剂量药物维持，以防再发。

4. 矫治尿路畸形　对有先天尿路畸形的患儿，应积极矫治。

四、预防

（1）注意个人卫生，不穿紧身内裤，勤洗外阴以防止细菌入侵。勤洗澡，勤换内衣。鼓励淋浴，减少盆浴。

（2）尽可能缩短小儿穿开裆裤的时间。婴幼儿用的毛巾与脸盆应和大人的分开。

（3）大便后用纸由前向后擦，且每次大便后应清洗臀部。

（4）预防和治疗各种肠道疾病和传染病，彻底治疗蛲虫病。

（5）平时多饮开水，增加尿的排泄，冲洗尿路。尽量别让小儿憋尿。

（6）及时矫治尿路畸形，防止尿路梗阻和肾瘢痕形成。

第四节　血　尿

前面我们第一节中提到了幼儿园大班的小朋友小刚，他患了急性肾小球肾炎，他那天发现自己小便的颜色好像比以前深了一些，后来才去医院就诊的。在这里我们可以补充描述一下，小刚的小便颜色就像茶叶水的颜色一样。这是在泌尿系统疾病中常见的症状——血尿。

正常人尿中红细胞仅为 0～2 个/HPF（高倍镜下），血尿是指尿液中红细胞数超过正常，分为镜下血尿和肉眼血尿，镜下血尿是指仅在显微镜下发现红细胞增多。1～2 周内有 3 次高倍镜下红细胞＞3 个/HPF，或尿沉渣红细胞计数＞$8×10^6$/L（8 000 个/ml）即为镜下血尿。肉眼能见尿呈"洗肉水"色，茶色或者血样称为"肉眼血尿"。肉眼血尿的颜色与尿液的酸碱度有关，中性或弱碱性尿颜色鲜红或呈洗肉水样，酸性尿呈浓茶样。目前常用尿液分析仪（试纸法）检测血尿，其原理是利用血红蛋白的氧化性与试纸的呈色反应进行半定量分析，但是如果尿中存在还原性物质（如大量维生素 C）可呈假阴性，而尿中存在过氧化物酶等物质则可呈假阳性结果。健康儿童尿分析可有潜血阳性，且尿潜血与镜检往往不平行，诊断血尿应以镜检为准。

引起血尿的原因很多，各种致病因素引起的肾小球基底膜完整性受损或通透性增加、肾小球毛细血管腔内压增高均可导致血尿,包括各种原发性肾小球疾病,如感染、肿瘤、畸形、肾血管病变、损伤等等。肾毒性药物如氨基糖苷类抗生素、水杨酸制剂、磺胺类、苯妥英钠、环磷酰胺等均可引起肾脏损害产生血尿。尿路疾病,如感染、结石和肿瘤也可以产生血尿。另外,全身性疾病,如出血性疾病、感染性疾病、结缔组织疾病、营养性疾病、过敏性疾病等也可以导致血尿。食物过敏,如牛奶、菠萝过敏值得特别重视。

一、诊断要点

1. 真性血尿与假性血尿 血尿的诊断首先要排除以下能产生假性血尿的情况。

(1) 摄入含大量人造色素的食物、药物(如大黄、利福平、苯妥英钠)等引起红色尿。

(2) 血红蛋白尿或肌红蛋白尿。

(3) 卟啉尿。

(4) 血便或月经血污染。

其中(1)、(2)、(3)尿常规检查均无红细胞可很容易鉴别。

2. 肾小球性与非肾小球性血尿 血尿确定后,首先判断血尿的来源,然后确定原发病因。

(1) 尿沉渣红细胞形态学检查:若以异形红细胞为主则提示为肾小球性血尿(相差显微镜下>30%)。而以均一形红细胞为主则提示非肾小球性血尿,血尿来源于肾盂、肾盏、输尿管、膀胱或尿道,多见于泌尿道感染、结石、结核、肿瘤、创伤等。

(2) 尿中红细胞平均体积测定:若MCV<72 fl且呈小细胞分布,则说明血尿来源于肾小球,此法敏感性为95%,特异性为96%,可克服检测者主观的误差。

(3) 尿沉渣检查见到红细胞管型和肾小管上皮细胞,表明血尿为肾实质性。若镜下血尿时,尿蛋白定量>500 mg/24 h;肉眼血尿时,尿蛋白>990 mg/24 h,或>660 mg/L,则多提示肾小球疾病。

(4) 尿红细胞电泳:肾小球性者为(20.64±1.72)秒,非肾小球性者为(27.27±1.66)秒。

3. 体检并详细询问伴随症状 血尿伴有水肿、蛋白尿、高血压和肾功能不全常提示肾小球疾病(包括原发和继发的肾小球疾病)。血尿伴尿频、尿急、尿痛和排尿障碍的提示泌尿道感染、尿道或膀胱异物等。血尿伴腰痛或者腹痛提示泌尿系统结石。血尿伴全身出血症状则提示全身凝血障碍,如血友病、血小板减少等。

4. 结合血尿生化,辅助检查分析 血抗"O"升高,补体C_3下降应考虑链球菌感染后的急性肾小球肾炎。尿蛋白+++,血清白蛋白降低应考虑肾病综合征。两次尿培养阳性,尿培养菌落数>10^5/ml考虑泌尿道感染。X线平片、B超、静脉肾盂造影和CT检查,对泌尿系结石、肿瘤、囊肿、血栓等疾病有重要的意义。另外,肾脏活检检查对血尿的病因诊断具有极为重要的价值。

二、处理原则

血尿是临床上一种常见的症状,其治疗和护理都要依据临床诊断。

本章小结

本章阐述的基本问题有:
○ 幼儿泌尿系统常见疾病的表现,诊断要点,处理原则以及预防。

基本要点

● 儿童肾脏调节功能较弱,贮备能力差,因此易发生脱水、水肿、电解质紊乱及酸中毒等。

● 急性肾小球肾炎起病急,大多有呼吸道或皮肤的前驱感染,主要临床特点是水肿、血尿、高血压,可伴不同程度蛋白尿,重症者出现高血压脑病或者肾功能不全。无特殊治疗,重点要加强护理,保证休息限制活动,控制饮食,抗感染治疗。防治感染是预防急性肾小球肾炎的根本。

● 肾病综合征起病较隐匿,最常见的临床表现为水肿,大量蛋白尿,高脂血症和低蛋白血症,患儿多长期应用激素治疗,需加强护理,注意休息,控制饮食,防止感染,同时加强心理护理,并定期复诊。

● 泌尿道感染常表现为发热和尿频、尿急、尿痛等尿路刺激症状,需选择敏感抗生素彻底治疗,鼓励患儿多饮水,注意清洁卫生。帮助幼儿建立良好的卫生习惯,预防泌尿道感染。

● 血尿是指尿液中红细胞数超过正常,分为镜下血尿和肉眼血尿。血尿是泌尿系统疾病中常见的一种症状,需要根据临床特点和实验室检查判断引起血尿的原因,尽早治疗。

思考题

1. 根据本章内容,结合您在幼儿园的工作实践,简述幼儿常见的泌尿系统疾病有哪些?
2. 怎样积极预防急性肾小球肾炎?在工作中如何处理患了急性肾小球肾炎的幼儿?
3. 简述肾病综合征的表现。照顾肾病综合征的幼儿过程中需要强调哪些注意事项?
4. 如何积极预防泌尿道感染?
5. 血尿常见于哪些疾病?

Children

第五章
幼儿常见消化系统疾病

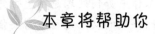

本章将帮助你

◆ 掌握小儿口炎、胃炎和腹泻的病因、表现。
◆ 熟悉小儿口炎、胃炎和腹泻的处理原则。
◆ 了解小儿口炎、胃炎和腹泻的诊断要点。

问题情境

很多幼儿园的老师在日常工作中常会遇到这样的问题,孩子嘴里有白花花的东西,要不要紧? 宝宝经常肚子痛是不是生病了? 宝宝拉稀了,是不是需要吃药呀? 该不该住院治疗或者在幼儿园期间需要注意什么?

分析: 学龄前儿童的消化系统屏障功能较差,容易受到各种消化系统疾病的困扰。儿童口腔黏膜薄弱,血管丰富,唾液分泌少,口腔黏膜干燥易受损伤和感染。儿童食管括约肌发育不成熟,控制能力差,易发生胃食管反流。儿童消化系统疾病常引起吸收不良、水和电解质紊乱、营养不良和生长发育落后。因此儿童期消化系统疾病需要引起幼儿教育工作者加倍的重视。

第一节 口腔炎症

 案例

4岁的亮亮患了肺炎,用抗生素治疗2周后才出院,亮亮出院后还是经常哭闹,也不肯好好吃饭,妈妈实在很担心,于是又带亮亮去医院就诊,医生发现亮亮嘴里多处白色的片状物,不容易擦掉,有的已经被擦掉露出了红色的创面,医生诊断出亮亮患了鹅口疮,经过一天涂两次制霉菌素,亮亮终于慢慢恢复了。

分析:亮亮是在应用广谱抗生素后没有注意口腔护理,导致口腔内白色念珠菌感染,即发生了鹅口疮。经局部应用抗真菌药物涂擦后明显好转。

口腔炎症是指口腔黏膜由于各种感染引起的炎症,多见于婴幼儿。不注意餐具及口腔卫生或各种疾病导致机体抵抗力下降等因素均可导致口腔炎症的发生。目前病毒和真菌感染所致的炎症较常见。

一、常见的几种口腔炎症

(一) 鹅口疮

鹅口疮为白色念珠菌感染在黏膜表面形成白色斑膜的疾病。多见于营养不良、腹泻、长期使用广谱抗生素或类固醇激素的儿童。口腔黏膜表面覆盖白色乳凝块样小点或小片状物,可逐渐融合成大片,不易擦去,周围无炎症反应,强行剥离后局部黏膜潮红、粗糙、可有溢血,不痛,不流涎,一般不影响进食,严重的可见整个口腔均被白色斑膜覆盖,甚至可蔓延到咽、喉头等处,此时可危及生命。重症患儿可伴低热、拒食、吞咽困难。

(二) 疱疹性口炎

疱疹性口炎为单纯疱疹病毒Ⅰ型感染所致。多见于1~3岁幼儿。疱疹性口炎好发于颊黏膜、齿龈、舌、唇内和唇黏膜及邻近口周皮肤。起病时高热,1~2天后口腔黏膜出现单个或成簇的小疱疹,直径约2 mm,周围有红晕,迅速破溃后形成溃疡,有黄白色分泌物覆盖,多个小溃疡可融合成不规则的大溃疡,由于疼痛剧烈,患儿可表现拒食、流涎、烦躁,常因拒食啼哭才被发现。可伴有淋巴结常肿大和疼痛,病程可持续2~3周。

(三) 溃疡性口炎

溃疡性口炎是在机体急慢性感染或抵抗力降低时由细菌引起的口腔炎症。常见的致病菌为链球菌、金黄色葡萄球菌、肺炎链球菌等。口腔各部位黏膜可出现溃疡,局部疼痛明显,流涎增多,拒食,伴有烦躁、发热。

二、处理原则

以清洁口腔及局部涂药为主,发热时可用退热剂,有继发细菌感染时可用抗生素,适当增加维生素 B₂ 和维生素 C。

1. 正确涂药 涂药前先清洁口腔,涂药后闭口10分钟,不可立即漱口、进食或者饮水。鹅口疮可用局部涂抹10万~20万 U/ml 制霉菌素,每日2~3次。疱疹性口炎局部可涂疱疹净抑制病毒,亦可喷撒西瓜霜,锡类散等。溃疡性口炎和其他口炎应预防继发性感染,可局部涂2.5%金霉素药膏。

2. 保持口腔清洁 鼓励儿童多饮水,进食后漱口,保持口腔黏膜清洁。较大儿童可用含漱剂。鹅口疮患儿可用2%的碳酸氢钠清洗。清洗口腔每日2~4次,以餐后1小时为宜。对流涎者及时清除流出物,保持皮肤干燥清洁,避免引起皮肤湿疹或糜烂。

3. 减轻疼痛 进食温凉流质或者半流质的食物,避免酸、辣、热、粗、硬等刺激性食物,以减轻疼痛。清洁口腔及局部涂药时,动作要轻、准、快,以避免使儿童疼痛加剧。对于疼痛影响进食者,可在医生的指导下在进食前局部涂2%的利多卡因。

三、预防

1. 用品的清洁 儿童的餐具、玩具、毛巾等要及时消毒,鹅口疮患儿使用过的用具应放于5%碳酸氢钠溶液浸泡30分钟再煮沸消毒。

2. 建立良好的卫生习惯 及时纠正儿童吮指、不刷牙等不良习惯,年长儿进食后漱口,培养儿童良好的卫生习惯,餐具专用,宣传均衡营养对提高机体抵抗力的重要性,避免偏食、挑食,培养良好的饮食习惯。

3. 喂水 家长需要给儿童勤喂温开水。

4. 护理卫生 为儿童做口腔护理前要清洁双手。

第二节 胃食管反流

胃食管反流是指胃内容物,包括从十二指肠流入胃的胆盐和胰酶等反流入食管甚至口咽部,随着直立体位时间和固体饮食的增多,到2岁时60%患儿的症状可自行缓解,部分患儿症状可持续到4岁以后。

一、表现

食管上皮细胞暴露于反流的胃内容物中,是产生不适症状和体征的原因。

1. 呕吐 呕吐程度轻重不一,多数发生在进食后,呕吐物为胃内容物,有时含少量胆汁,年长儿以反胃、反酸、嗳气等症状多见。

2. 反流性食管炎 常见症状有①烧灼感:见于有表达能力的年长儿,位于胸骨下端,饮用酸性饮料可使症状加重;②咽下疼痛:幼儿表现为喂奶困难、烦躁、拒食,年长儿诉咽下疼痛;③严重者可发生呕血和便血。

二、诊断要点

明确诊断需要到医院就诊,做相关的检查。

(1) 食管钡餐造影。

(2) 食管pH值动态监测。

(3) 食管胆汁反流动态监测。

(4) 食管动力功能检查。

(5) 食管内镜检查及黏膜活体组织检查。

三、处理原则

诊断为胃食管反流的患儿,特别是有合并症或影响生长发育者必须及时进行治疗。包括体位、饮食、药物和手术治疗。

1. 体位治疗 将床头抬高30°,睡眠时应采取仰卧位及左侧卧位。儿童在清醒状态下最佳体位为直立位和坐位,睡眠时保持左侧卧位及上体抬高,减少反流频率及反流物误吸。

2. 饮食疗法 以稠厚饮食为主,少量多餐,以高蛋白低脂肪饮食为主,睡前2小时不予进食,保持胃处于非充盈状态,避免增加胃酸分泌的食物,如酸性饮料、碳酸及咖啡因饮料、高脂饮食、巧克力和辛辣食品。此外,应控制肥胖。

3. 药物治疗 主要基于降低胃内容物酸度和促进上消化道动力,包括促胃肠动力药、抗酸或抑酸药、黏膜保护剂等。

及时采用体位、包含药物等治疗方法后,大多数患儿症状能明显改善和痊愈。

四、预防

1. 饮食方面 注意少量多餐吃低脂饮食,可减少进食后反流症状的频率。晚餐不宜吃得过饱,避免餐后立刻平卧。

2. 肥胖者应该减轻体重 过度肥胖者腹腔压力增高,可促进胃液反流,特别是平卧位更严重,应积极减轻体重以改善反流症状。

3. 其他 保持心情舒畅增加适宜的体育锻炼。

第三节　急慢性胃炎

 案例

龙龙6岁了,吃饭一直不是太好,经常哄着让他吃饭,最近尤为明显,甚至可以一整天不好好吃饭。由于食欲不好,龙龙长得也比其他小朋友瘦小。龙龙最近还经常说肚子痛,但还是能正常玩耍,偶尔也会干呕。龙龙主要是由外婆照顾饮食起居,外婆非常溺爱龙龙,只要他爱吃的外婆就尽量满足,直到吃撑,既不限制量也不限制品种,哪怕是在冬天,只要龙龙说要吃冷饮,外婆也会立刻满足他。碰到龙龙不喜欢吃的食物,他就一口不吃,等着外婆给他吃饼干、糖果等零食。

分析: 龙龙食欲较差,还伴有不规律腹痛的症状,而且龙龙的饮食饥一顿饱一顿,没有良好的进食规律,他比较容易患慢性胃炎,但是龙龙究竟是怎么了呢?还要请龙龙的妈妈带他到医院进一步检查才能够确诊。

胃炎是指由各种物理性、化学性或生物性有害因子引起的胃黏膜或胃壁炎性改变的一种疾病。根据病程分急性和慢性两种,后者发病率高。

一、表现

1. 急性胃炎 发病急骤,轻者仅有食欲不振、腹痛、恶心、呕吐,严重者可出现呕血、黑便、脱水、电解质及酸碱平衡紊乱等等。

2. 慢性胃炎 常见症状为反复发作、无规律性的腹痛,疼痛经常出现于进餐过程中或餐后,多数位于上腹部、脐周,部分患儿部位不固定,轻者为间歇性隐痛或钝痛,严重者为剧烈绞痛。常伴有食欲不振、恶心、呕吐、腹胀,继而影响营养状况及生长发育。

二、诊断要点

明确诊断需要到医院就诊,做相关的检查。

(1)胃镜检查。为最有价值、安全、可靠的诊断手段。

(2)幽门螺杆菌检测。

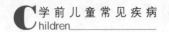
三、处理原则

1. 急性胃炎 去除病因,积极治疗原发病,避免服用一切刺激性食物和药物,及时纠正水、电解质紊乱。应用抑制胃酸药治疗,口服胃黏膜保护剂,必要时可用局部黏膜止血的方法。

2. 慢性胃炎

(1) 去除病因,积极治疗原发病。

(2) 饮食治疗:养成良好的饮食习惯和生活规律。饮食定时定量,避免服用刺激性食品,避免过饥或过饱,避免应用对胃黏膜有损害的药物。

(3) 药物治疗:应用胃黏膜保护剂、抑制胃酸药、胃肠动力药、有幽门螺杆菌感染者应进行抗菌药物规范治疗。

四、预防

1. 合理安排饮食,注意均衡膳食营养 饮食应以清淡为主,尤其是那些爱吃肉的儿童,家长更应注意调节饮食结构,鼓励孩子多吃蔬菜和水果。不要贪吃冷饮,每餐不要吃得过饱,避免造成胃肠道机能的损害。

2. 根据气候变化,及时增减衣物 注意居室通风,保持空气新鲜。要加强身体锻炼,增强抵御疾病的能力。注意劳逸结合,合理安排作息时间。

3. 注意饮食卫生和个人卫生 教育儿童从小养成饭前便后洗手的好习惯。要教育孩子不要在流动摊贩、卫生条件不好的饭馆吃饭。对养有宠物的家庭,一定要搞好宠物的卫生,同时要告诫孩子不要自己一边吃东西一边喂宠物。

第四节 肠 套 叠

 案例

聪聪是幼儿园中班的小朋友,他长得胖嘟嘟的,大大的眼睛总是忽闪忽闪的,平时很活泼,大人们都很喜欢他,这天下午聪聪在幼儿园玩耍的时候突然开始叫肚子痛,疼得脸都发白了,聪聪疼得大声哭闹,但隔一会儿他好像又没事了,可是10分钟后他又开始哭了。老师急忙把聪聪送到了医院,医生说聪聪是患了"肠套叠"。医生为聪聪进行了B超下的水压灌肠复位。幸亏聪聪被及时送到了医院,才避免了严重的后果

分析:聪聪是4岁多的男孩,平时身体很健康,当这样的孩子突然出现不明原因的阵发性哭闹、面色苍白、出冷汗等等症状,幼儿教师应该想到这样一种婴幼儿时期常见的急腹症——肠套叠。

肠套叠是指部分肠管及其肠系膜套入邻近肠腔所致的一种绞窄性肠梗阻,是婴幼儿时期最常见的急腹症之一,也是3个月至6岁期间引起肠梗阻的最常见原因。80%患儿年龄在2岁以内,男孩发病率多于女孩。健康肥胖儿多见,发病季节与胃肠道病毒感染流行相一致,以春秋季多见。常伴发于胃肠炎和上呼吸道感染。

一、表现

1. 急性肠套叠

（1）腹痛：既往健康的儿童突然发生剧烈的阵发性肠绞痛，哭闹不安、屈膝缩腹、面色苍白、拒食、出汗，持续数分钟或更长时间后，腹痛缓解，安静或入睡，间歇10～20分钟又反复发作。

（2）呕吐：初为食物残渣，后可含胆汁，晚期可吐粪便样液体，说明伴有肠管梗阻。

（3）血便：为重要症状。出现症状的最初几小时大便可正常，以后大便少或无便。约85％病例在发病后6～12小时排出果酱样黏液血便。

（4）腹部包块：多数病例在右上腹或肋下可触及轻微触痛的套叠肿块。晚期发生肠坏死或腹膜炎时，出现腹胀、腹水、腹肌紧张和压痛，此时反而不易触及肿块。

（5）全身情况：患儿在早期一般情况尚好，体温正常，无全身中毒症状。随着病程延长，病情加重，并发肠坏死或腹膜炎时，全身情况恶化，常有严重脱水、高热、嗜睡、昏迷及休克等中毒症状。

2. 慢性肠套叠　年龄愈大，发病过程愈缓慢。主要表现为阵发性腹痛，腹痛时上腹或脐周可触及肿块，不痛时腹部平坦柔软无包块，病程有时长达十余日。呕吐少见，便血发生也较晚。

二、诊断要点

明确诊断需要到医院就诊，做相关的检查：

（1）腹部B超是最常用的无创性检查，在病变部位可见肠套的相关症状。

（2）B超监视下水压灌肠可同时完成诊断和治疗。

三、处理原则

急性肠套叠是一种危及生命的急症，其复位是一个紧急的治疗过程，一旦确诊需立即进行。

（1）减轻疼痛。

（2）非手术疗法

1）灌肠疗法的适应证：肠套叠在48小时内，全身情况良好，腹部不胀，无明显脱水及电解质紊乱。

2）灌肠复位成功的表现：①排出大量带臭味的黏液血便和黄色粪水；②患儿很快入睡，不再哭闹及呕吐；③腹部平软，触不到原有的包块。

（3）预防并发症。密切观察患儿意识状态，注意有无水、电解质紊乱及腹膜炎等征象，做好术前准备。

（4）手术治疗。肠套叠超过48～72小时，或虽时间不长但病情严重疑有肠坏死或穿孔者以及小肠型肠套叠均需手术治疗。

5％～8％患儿可有肠套叠复发。灌肠复位比手术复位的复发率高。

四、预防

（1）尽量避免腹泻，尤其是秋季腹泻，家长应高度警惕此病的发生。

（2）平时要注意科学喂养，不要过饥或者过饱、不要随意更换食品，引入新食物要循序渐进，不要操之过急。注意孩子的饮食卫生，养成良好的饮食习惯，防止病从口入。孩子的食物应烧熟、煮熟，尽量不要吃隔夜食物，冰箱中取出的食物需重新烧煮后再食用。

（3）注意气候的变化，随时增减衣服，避免各种容易诱发肠蠕动紊乱的不良因素。

（4）如果一个健康的婴幼儿突然出现不明原因的阵发性哭闹、面色苍白、出冷汗、呕吐、大便带血，精神不振时，家长和老师应想到是否有可能会得肠套叠。

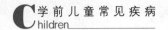

第五节　腹　泻　病

案例

　　4 岁的可可 3 天前开始发热,体温最高达 39℃,可可的妈妈以为她是一般的"感冒",只给她服用了些退烧药,但是热度反反复复,退下去再上来,一天后可可开始拉稀,为黄色的稀便,蛋花汤样,每次量比较多,有时小便时也会拉出稀便,一天 7～8 次。经过了 3 天生病的日子,可可精神状态比原来稍差了一些,小便的次数也减少了,还特别喜欢喝水,喝水后偶尔伴有呕吐,但量不多。这可急坏了妈妈,急忙带可可到医院就诊,被诊断为"腹泻病"需输液等治疗。

　　分析:可可这次起病很急,少于 7 天,发热伴腹泻,考虑为急性腹泻病。大便次数明显增加,性状为黄色稀水样便,考虑为病毒感染的可能性大。可可精神稍差,而且出现尿少口渴,因此伴有腹泻后引起的脱水。腹泻病是儿童期常见的疾病之一,幼儿教师应对其表现和伴随的并发症有充分的认识,及时带儿童到医院就诊。

　　腹泻病是一组由多病原、多因素引起的以大便次数增多和大便性状改变为特点的消化道综合征。是我国婴幼儿最常见的疾病之一。引起儿童腹泻病的病因分为感染性及非感染性两种。肠道内感染可由病毒、细菌、真菌、寄生虫引起,尤其是病毒。也可由饮食因素、气候因素等非感染因素导致。

一、表现

　　不同病因引起的腹泻常表现为不同的疾病特点和不同的疾病过程。故在诊断中常包括病程、严重程度及估计可能的病原。连续病程在 2 周以内的腹泻为急性腹泻,病程 2 周～2 个月为迁延性腹泻,慢性腹泻的病程为 2 个月以上。

　　1. 急性腹泻　腹泻的共同表现如下。

　　(1)轻型:起病可急可缓,以胃肠道症状为主,食欲不振,偶有呕吐,大便次数增多,但每次大便量不多,稀薄或带水,呈黄色或黄绿色,有酸味,无脱水及全身中毒症状,多在数日内痊愈。

　　(2)重型:常急性起病,也可由轻型逐渐加重、转变而来,除有较重的胃肠道症状外,还有较明显的脱水、电解质紊乱和全身感染中毒症状,如发热、精神烦躁或萎靡、嗜睡,甚至昏迷、休克。胃肠道症状表现为食欲低下,常有呕吐,严重者可吐咖啡色液体;腹泻频繁,大便每日十余次至数十次,多为黄色水样或蛋花样便,含有少量黏液,少数患儿也可有少量血便。

　　2. 迁延性和慢性腹泻　病因复杂,感染、物质过敏、酶缺陷、免疫缺陷、药物因素、先天性畸形等均可引起。以急性腹泻未彻底治疗或治疗不当,迁延不愈最为常见。

二、诊断要点

　　明确诊断需要到医院就诊,结合病史并做相关的检查。

　　1. 粪便常规检查可初步确定病因　镜检可见少量黏液,脂肪滴或红、白细胞。

　　2. 粪便细菌培养、病毒分离、真菌培养　粪便培养是病因诊断的主要手段,可明确是何种细菌感染,并做药敏试验,指导医生个体化治疗。

　　3. 血电解质及血气分析　腹泻较重的患儿应及时做此项检查,对于诊断及治疗有重要意义。

　　4. 血常规　白细胞总数增高,中性粒细胞增高,可提示细菌感染;白细胞正常或降低,淋巴细胞增高,可提示病毒感染;嗜酸性粒细胞增高,可提示寄生虫感染或过敏性疾病。

三、处理原则

原则为:调整饮食,预防和纠正脱水、电解质紊乱,合理用药,加强护理,预防并发症。不同时期的腹泻病治疗重点各有侧重,急性腹泻应多注意维持水、电解质平衡及抗感染;迁延及慢性腹泻则应注意肠道菌群失调及饮食疗法。

1. 急性腹泻的治疗

(1) 饮食疗法:腹泻时进食和吸收减少,发热时代谢旺盛,营养需要量增加,因此腹泻期间应强调继续饮食,满足生理需要,补充疾病消耗,以缩短腹泻后的康复时间。有严重呕吐者可暂时禁食4～6小时(不禁水),好转后继续喂食,由少到多,由稀到稠。腹泻停止后逐渐恢复营养丰富的饮食,并每日加餐一次,共2周。

(2) 纠正水、电解质紊乱及酸碱失衡:

1) 口服补液:口服补液盐(ORS)可用于腹泻时预防脱水及纠正轻、中度脱水,脱水纠正后,可将ORS用等量水稀释后口服。

2) 静脉补液:适用于中度以上脱水、吐泻严重或腹胀的患儿。输液的成分、量和滴注持续时间必须根据不同的脱水程度和性质决定,同时要注意个体化,结合年龄、营养状况、自身调节功能而灵活掌握。注意补钾和纠正酸中毒的问题。

(3) 药物

1) 控制感染。

2) 肠道微生态疗法:有助于恢复肠道正常菌群的生态平衡,抑制病原菌定植和侵袭,控制腹泻。常用双歧杆菌、嗜酸乳杆菌等制剂。

3) 肠黏膜保护剂:能吸附病原体和毒素,维持肠细胞的吸收和分泌功能,与肠道黏液糖蛋白相互作用可增强其屏障功能,阻止病原微生物的攻击,如蒙脱石粉。

4) 避免用止泻剂:因为它有抑制胃肠动力的作用,增加细菌繁殖和毒素的吸收,对于感染性腹泻有时是很危险的。

5) 补锌治疗:有利于黏膜的修复。

2. 迁延性和慢性腹泻治疗　因迁延性和慢性腹泻常伴有营养不良和其他并发症,病情较为复杂,必须采取综合治疗措施。积极寻找引起病程迁延的原因,针对病因进行治疗,切忌滥用抗生素,避免顽固的肠道菌群失调。预防和治疗脱水,纠正电解质及酸碱平衡紊乱。营养治疗,继续喂养对促进疾病恢复是必要的治疗措施。

3. 加强臀部皮肤护理　每次便后用温水清洗臀部并吸干,保持臀部及会阴部皮肤干燥。对已发生红臀者,可在皮肤发红处涂3％～5％鞣酸软膏或40％氧化锌软膏,皮肤溃疡局部尽可能暴露在空气中,以促进愈合。避免使用含酒精的纸巾擦拭,以防刺激破损处的皮肤。肛门表测体温可刺激肠道增加排便,应尽量避免使用。

4. 提供情感支持,减轻焦虑　为患儿提供安静的休息环境,鼓励家庭成员探视,将患儿喜爱的玩具或能安慰他的物品放置于患儿可触及的范围内。尽可能触摸、拥抱患儿,与患儿交谈,鼓励患儿将生气、害怕和疼痛说出来,减轻压力。

四、预防

1. 合理喂养　防止过度饮食、防止挑食偏食及饮食结构突然改变。

2. 养成良好的卫生习惯　餐具、便器、玩具和日常用品应定期消毒。注意食物新鲜,喝安全卫生的饮用水。进行如厕训练,教育儿童饭前、便后洗手。

3. 消毒隔离　感染性腹泻患儿,尤其是大肠杆菌、鼠伤寒沙门菌、轮状病毒肠炎的传染性强,集体机构如有流行,在积极治疗患者的同时,应做好消毒隔离工作,防止交叉感染。

4. 日常锻炼 及时治疗营养不良、佝偻病等,加强体格锻炼,适当户外活动。气候变化时防止受凉或过热,夏天多喝水。

5. 抗生素应用 避免长期滥用广谱抗生素,在因败血症、肺炎等肠道外感染必须使用抗生素,特别是广谱抗生素时,亦应加用微生态制剂,防止由于难治性肠道菌群失调所致的腹泻。

本章小结

本章阐述的基本问题有:
- 1. 3种口腔炎症的表现及处理原则。
- 2. 胃食管反流的表现、处理原则和预防。
- 2. 急慢性胃炎的病因、表现、处理原则以及预防。
- 3. 肠套叠的病因、表现、处理原则以及预防。
- 4. 腹泻的病因、表现、处理原则以及预防。

基本特点

本章介绍了婴幼儿常见的消化道疾病,详细描述了口腔炎症、胃食管反流、急慢性胃炎、肠套叠和腹泻病的具体表现、处理原则和预防,重点强调了各个消化道疾病的病因、处理原则和预防措施。早期发现婴幼儿的消化道疾病可以明显减少疾病对幼儿身体健康的影响,而这些疾病的处理、康复和预防往往需要一定的时间,更需要家长、老师的精心护理。因此,本章节内容可帮助广大托幼机构的老师在日常工作中尽早识别幼儿的一些消化道疾病,提醒家长及时带幼儿去专业的医疗机构就诊,并配合医生和家长做好必要的护理工作和防治措施,以使幼儿健康成长。

思考与探索

1. 急性肠套叠的主要表现有哪些?
2. 如何预防儿童的胃食管反流?
3. 腹泻病治疗原则有哪些?
4. 简述婴幼儿易患腹泻的原因。

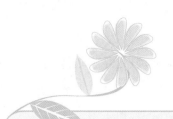

第六章
幼儿常见五官科疾病

◆ 掌握：幼儿鼻出血的常见部位和处理、预防方法；腺样体肥大的主要临床表现；幼儿鼻炎的预防；中耳炎的预防。
◆ 熟悉：幼儿鼻出血的常用治疗方法；腺样体肥大的危害；鼻炎的分型；中耳炎的临床表现。
◆ 了解：幼儿鼻出血的原因；腺样体肥大的预防措施；鼻炎的发病因素和主要表现；中耳炎的病因。

问题情境

　　幼儿园上午的课间活动时间，轩轩在兴高采烈地和其他小朋友一起玩耍，突然不知什么原因，轩轩鼻子出血了，吓得哇哇直哭，老师赶紧把轩轩送到医务室，经过紧急处理，鼻出血止住了。
　　分析：这是一例典型的鼻出血病例，医学上也叫"鼻衄"。鼻出血既是许多疾病的一种症状，也是一种疾病，其症状有轻有重，所以不可忽视。

第一节 鼻 出 血

一、病因

　　引起鼻出血的原因很多，可因鼻腔本身疾病引起，也可因鼻腔周围或全身性疾病诱发。
　　1. 局部原因
　　（1）鼻部损伤：①机械性创伤：如车祸、跌伤、拳击伤及挖鼻等，是引起鼻出血常见的原因。②气压性损伤：在高空飞行、潜水过程中，如果鼻窦内外的气压差突然变化过大，会使鼻腔鼻窦内黏膜血管扩张破裂出血。③放疗性损伤：头颈部放疗期间及放疗后，鼻黏膜发生充血水肿，或上皮脱落，也可出现鼻出血。

（2）鼻中隔偏曲：多发生在鼻中隔偏曲的凸面或鼻中隔突起的附近，该处黏膜较薄，空气气流的流向在此处发生改变，故黏膜变得干燥，以致血管破裂出血。存在鼻中隔穿孔的孩子，由于穿孔边缘的黏膜干燥、糜烂及干痂脱落，可引起反复鼻出血。

（3）鼻部炎症：①鼻部非特异性炎症：各种急、慢性鼻炎或鼻窦炎等易引起鼻出血，出血量一般不多。②鼻部特异性感染：结核、狼疮、梅毒、麻风和白喉等特异性感染，因有黏膜糜烂、溃疡、肉芽、鼻中隔穿孔可引起鼻出血。

（4）鼻腔、鼻窦及鼻咽部肿瘤：最易发生鼻出血者为鼻中隔血管瘤、鼻咽纤维血管瘤、出血性鼻息肉和鼻腔鼻窦恶性肿瘤。少量鼻出血或涕中带血是恶性肿瘤的早期主要症状之一。

（5）鼻腔异物：常见于儿童，多为单侧鼻出血，因鼻腔异物长期存留于鼻腔内，可致鼻腔黏膜糜烂出血。动物性鼻腔异物，如水蛭等，可引起反复大量鼻出血。

2. 全身原因 全身原因多见于全身性疾病，如出血性疾病及血液病（维生素 C 缺乏症、过敏性紫癜、各种原发性或继发性血小板减少性紫癜、各型血友病、维生素 K 缺乏症、弥散性血管内凝血等），因机体出凝血机制障碍而导致出血，临床上不仅表现为鼻出血，而且身体其他部位也容易出血；急性发热性传染病（上感、流感、出血热、猩红热、疟疾、麻疹及伤寒等），多因高热、血管发生中毒性损害，鼻黏膜充血、肿胀及干燥，以致毛细血管破裂出血。一般情况下出血量较少，多发生于发热期，且出血部位多位于鼻腔前部。

由于鼻腔内血管分布丰富，上述各种病因单一或复合作用下均可导致鼻出血的发生。

鼻腔的动脉主要来自颈内动脉的眼动脉和颈外动脉的上颌动脉，眼动脉和上颌动脉再相继发出分支动脉供应鼻腔。在鼻中隔前下部位多个小动脉分支相互吻合形成网状动脉丛，称为 Little's 区，是鼻出血最常见的部位，尤其在儿童鼻出血中，绝大多数均发生于此部位。

鼻腔静脉也在鼻腔内吻合形成网状静脉丛，位于鼻中隔前下方的克氏静脉丛和位于鼻腔外侧壁后方临近鼻咽部的吴氏静脉丛均为鼻出血的好发部位。

二、表现

由于鼻出血原因不同，其表现各异。多数鼻出血为单侧，也可有部分为双侧出血；可间歇反复出血，亦可呈持续性出血。出血量多少不一，轻者涕中带血、数滴或数毫升，重者可达几十毫升甚至数百毫升以上，导致失血性休克。反复出血可引发贫血。一部分少数少量出血可自止或自行压迫后停止。

出血部位多数发生于鼻中隔前下部的易出血区（Little's 区），有时可见喷射性或搏动性小动脉出血，少儿、青年人鼻出血多发生于此区。局部疾患引起的鼻出血多发生于一侧鼻腔，而全身疾病引起者，可能两侧鼻腔交替或同时出血。

三、诊断要点

鼻出血的诊断应该由专科医生进行，主要从以下几个方面进行。

（1）详细询问病史及出血情况，确认出血源于鼻腔或相邻组织，排除咯血（为喉、气管、支气管及肺部出血后，血液经口腔咯出）和呕血（为上消化道出血的量较大时，血液可从食管或胃内反流至口腔及鼻腔涌出）。

（2）确定出血部位，结合前鼻镜、鼻内镜及（或）CT、MRI 检查，判断出现部位。

（3）血常规检查，对于出血量较大及怀疑为血液病的孩子必不可少。

（4）估计出血量，评估孩子当前循环系统状况，有无出血性休克，必要时尚须与相关科室会诊。根据每次出血情况及发作次数、孩子的血压、脉搏、一般情况及实验室检查来综合判断出血量。

（5）排查全身性疾患。

四、处理原则

一旦发生紧急鼻出血，要立即采取正确的处理方式，同时要送医院专科就诊。

（一）初期处理

1. 忌惊慌　儿童年龄尚小,当出血突然发生之时,往往手足无措。此时,老师或家长首先要镇定,可引导孩子做缓慢而深的呼吸,以充分放松。

2. 忌仰卧　鼻出血时不要让孩子仰卧。因为仰卧时血会从咽后壁流入食道及胃,这就掩盖了鼻出血的真相。要让孩子取坐位或半坐位,注意保持呼吸道通畅,防止血液经后鼻孔流入口腔,更要指导孩子把流入口腔的血液尽量吐出,防止血液咽下后刺激胃肠道引起恶心、呕吐或孩子误吸入呼吸道而引起窒息。血液咽下后刺激胃肠道引起的呕吐物往往呈棕黑色,不要把这些呕吐物当成出血而惊慌失措。

3. 忌用未消毒的纸卷、棉花乱塞　填塞部位不准确,不但起不到止血作用,不干净的纸卷及棉花反而会引起炎症。因儿童鼻出血部位往往在鼻腔中隔面的前下部,一般采用干净的医用棉球塞住并塞紧鼻腔前下部可以起到止血作用。

4. 要紧压鼻翼　老师或家长要用拇指和食指紧紧压住孩子的双侧鼻翼。因为儿童鼻出血一般都在鼻中隔的前下部,压迫双侧鼻翼一般都可以止血。另外,可用冷毛巾敷在孩子的额头以助止血。鼻出血停止后要去医院检查,首先要排除血液系统疾病。如果出血是因鼻腔黏膜破裂,小血管外露的话也可以及时处理,避免再次出血。

5. 就医　如果初期自行处理止血无效,要立即送医院专科就诊,查明原因,给予相应治疗。

（二）预防处理

如果日常生活中儿童反复鼻出血,应注意以下几个方面的预防性处理。

1. 涂油预防鼻出血　鼻出血需要预防,尤其在干燥的季节,儿童鼻黏膜干燥或有糜烂炎症。可在孩子鼻腔干燥时用一些软膏,如金霉素软膏、红霉素软膏或油脂(石蜡油)等轻轻涂布于鼻中隔前部。

2. 控制儿童的剧烈活动,避免鼻外伤,避免挖鼻　儿童鼻出血不排除一些鼻腔局部的炎症所致,如急慢性鼻炎、鼻窦炎,剧烈活动会使鼻黏膜血管扩张,或者导致鼻腔发痒孩子抠挖而出现鼻出血。要让孩子养成良好的习惯,在鼻痒时不要抠挖。

3. 注意饮食　秋冬物燥,饮食一定要注意。孩子切勿多吃炸煎及肥腻的物品,多吃新鲜蔬菜和水果,并注意多喝水或清凉饮料,补充水分,必要时可服用适量维生素 C、B_2。

4. 预防感冒和其他呼吸道疾病　鼻腔局部的慢性炎症如慢性鼻炎、鼻窦炎、过敏性鼻炎等,以及在上呼吸道疾病的高发期,如果孩子患了感冒、扁桃体炎、咽喉炎或肺炎等呼吸道感染性疾病,都会导致鼻黏膜的血管充血肿胀,甚至造成鼻腔黏膜糜烂、毛细血管破裂而出血。因此,一旦孩子患上这些疾病应及时治疗。

5. 及时就医　经常莫名其妙的鼻出血往往可能存在其他疾病,一定要去医院检查。

第二节　腺样体肥大

 案例

鹏鹏的爷爷逢人就夸耀,6 岁的小孙子晚上睡得香,打呼噜比大人还响,简直就是个小雷公。细心的奶奶却觉得不对,鹏鹏睡觉时好像经常透不过气来,呼噜打到一半,会突然没了声音,好一会儿才继续鼾声大作。一家人带着鹏鹏到医院检查后得知孩子是患了"腺样体肥大"的疾病,最后通过手术切除肥大的腺样体才治愈了鹏鹏小小年纪打鼾的毛病。

分析:其实,鹏鹏所患的"腺样体肥大"在我国 1～10 岁儿童中的发生率为 4％～5％。小胖墩和反复感冒的孩子是患病主要人群。

一、病因

本病的罪魁祸首是腺样体和扁桃体肥大。常见原因为上呼吸道炎症,如急慢性鼻炎、扁桃体炎、流行性感冒等反复发作,使腺样体发生病理性增生,导致鼻阻塞加重,阻碍了鼻腔引流,这些未能及时引流排除的分泌物又刺激腺样体使之继续增生,形成互为因果的恶性循环。腺样体是位于鼻腔后面鼻咽顶上的一团淋巴组织,它和扁桃体一样,肩负着人体的免疫防御功能,也守着鼻腔、咽腔的通气门户。如果小儿经常感冒,或太胖、过早发育,都可令两者发生增生而变得肥大,一旦这两道门关得太紧,过度肥大堵塞呼吸通道,就会影响孩子睡眠时正常呼吸,严重者可以因气道阻塞严重而导致睡眠中呼吸停顿。由于儿童发育需要大量的氧分,而打鼾造成呼吸停顿会使孩子在睡眠中严重缺氧,直接导致脑部发育的供氧不足,引起促生长激素分泌减少,不但影响孩子的身高、身体抵抗力下降,还将影响到孩子今后的智力。

二、表现

1. 局部症状　儿童鼻咽腔狭小,如腺样体肥大堵塞后鼻孔及咽鼓管咽口,可引起耳、鼻、咽、喉等处症状。

(1) 耳部症状:咽鼓管咽口受阻,引起分泌性中耳炎,导致听力减退和耳鸣。

(2) 鼻部症状:由于呼吸不畅,孩子张口呼吸,长期张嘴呼吸而非正常的鼻腔呼吸,难以对空气进行加温、过滤,易发生上呼吸道感染,常并发鼻炎、鼻窦炎,有鼻塞及流鼻涕等症状。说话时带闭塞性鼻音,睡时发出鼾声,严重者出现睡眠呼吸暂停。

(3) 咽、喉和下呼吸道症状:因分泌物向下流并刺激呼吸道黏膜,常引起夜间阵咳,易并发气管炎。

(4) 腺样体面容:由于长期张口呼吸,可能造成患儿脸部畸形发育,如面颌骨发育发生障碍,颌骨变长,腭骨高拱,牙列不齐,上切牙突出,咬合不良,上唇短厚翘起,鼻中隔偏曲,面部肌肉不易活动,缺乏表情等,出现所谓“腺样体面容”。

2. 全身症状　患儿表现为厌食,呕吐、消化不良,继而营养不良。因呼吸不畅,肺扩张不足,可导致胸廓畸形。由于频繁出现呼吸中断,夜间呼吸不畅,会使儿童长期处于缺氧状态,内分泌功能紊乱,引起生长发育障碍,家长可发现孩子有注意力不集中、精神萎靡、记忆力下降、反应迟钝、情绪多变、头痛、头晕、夜惊、磨牙、盗汗、尿床等症状。

腺样体肥大是阻塞性睡眠呼吸暂停低通气综合征最常见的病因之一。鼾声过大和睡眠时憋气为两大主要症状,睡眠时张口呼吸、汗多、晨起头痛、白天嗜睡、学习困难等也是常见的症状。

三、诊断要点

检查和诊断应该交由专科医生进行,主要诊断依据有以下几点。

(1) 患儿张口呼吸,有时可见典型的“腺样体面容”。

(2) 口咽检查见硬腭高而窄,咽后壁见黏性分泌物从鼻咽部流下,多伴有口咽部扁桃体肥大。

(3) 前鼻镜检查可见鼻腔内有大量的分泌物,黏膜肿胀。

(4) 纤维鼻咽镜检查在鼻咽顶部和后壁可见表面有纵行裂隙的分叶状淋巴组织,像半个剥了皮的小橘子。常常堵塞后鼻孔 2/3 以上。这是目前腺样体检查的最常用方法。

(5) 鼻咽侧位片测量:可测量鼻咽气道的阻塞程度。

(6) 触诊:用手指作鼻咽触诊,在鼻咽顶及后壁可以触摸到柔软块状物。

(7) CT:可见鼻咽通气腔变形变窄,后壁软组织增厚,密度均匀。

四、处理原则

1. 保守治疗　注意营养,预防感冒,提高机体免疫力,积极治疗原发病。随着年龄的增长,腺样体将逐渐萎缩,病情可能得到缓解或症状完全消失。

2. 药物医疗 有的患儿常常伴有鼻炎、鼻窦炎,经过恰当的治疗鼻腔通气好转,临床症状可以减轻。

3. 手术治疗 如保守治疗无效,应尽早手术切除腺样体,手术常同扁桃体切除术一并进行,如果扁桃体不大且很少发炎则可单独行腺样体切除。

4. 疾病预防

(1)对腺样体肥大不能轻视,要早期发现,早期治疗。当孩子有听力不好或经常鼻塞、流鼻涕时,要想到可能不仅仅是耳朵或鼻子的病,还要检查是否有腺样体肥大。

(2)在日常生活中,家长应特别注意孩子感冒等情况。尤其是在2～10岁期间,应注意预防,如尽量避免小孩长期感冒、流鼻涕、鼻塞、咳嗽、搓鼻子、揉眼睛、打喷嚏等症状,如果还伴有听力不好、明显打鼾等症状,则应去医院诊断治疗。

第三节 鼻 炎

鼻炎是鼻黏膜或黏膜下组织因为病毒感染、细菌感染、刺激物刺激以及某些全身性疾病等,导致鼻黏膜或黏膜下组织受损,所引起的急性或慢性炎症。典型的症状通常表现为鼻塞、流涕、打喷嚏、头痛、头昏等。

鼻炎不单只是影响鼻子,同时还会影响咽喉和眼睛,影响人的睡眠质量、听力以及学习能力。

在健康状态下,鼻腔中可检测出以下几种致病菌,如葡萄球菌、链球菌、微球菌等等,还有少量真菌。正常情况下,鼻腔排毒功能保证上述细菌不超过人体可承受的数量。若遇诱发因素如受凉、淋雨、过度疲劳等,鼻腔排毒功能降低,上述细菌得以长时间停留于鼻腔内并大量繁殖,进而引发鼻腔炎症病变。

一、病因

鼻炎的病因目前还不完全清楚,一般认为以下因素与鼻炎的发病有关。

1. 气候变化 当气候变化较大时,无论是骤凉骤热均易使鼻黏膜受到刺激而引起鼻炎。

2. 环境因素 尤其是自19世纪工业革命以来,人类生存环境急剧变化,大气污染严重,空气中的有害物质直接刺激鼻腔黏膜而成为引起鼻炎高发病率的主要因素。

3. 局部病因 急性鼻炎反复发作或治疗不彻底而演变成慢性鼻炎。由于鼻腔邻近器官病变或畸形,邻近慢性炎症长期刺激扩散到鼻腔,致鼻腔通气不畅或引流阻塞,如慢性鼻窦炎、鼻中隔偏曲、慢性扁桃体炎、咽炎或腺样体肥大等。

4. 滥用药物 如长期使用萘甲唑啉(滴鼻净)或服用降压药等均可引起药物性鼻炎。

5. 全身因素 许多全身慢性病如贫血、糖尿病、风湿、结核、心肝肾疾病及内分泌病变均可使机体抵抗力降低,鼻黏膜血液循环障碍而引发鼻炎。

6. 遗传因素 有变态反应家族史者易患此病。

二、表现

鼻炎症状有很多种,依据鼻炎的种类不同,鼻炎症状也有所不同,各型鼻炎一般均有以下临床症状。

1. 鼻塞 鼻塞特点多为间歇性。在白天、天热、劳动或运动时鼻塞减轻,而夜间、寒冷或静坐时鼻塞加重。鼻塞的另一特点为交替性。如侧卧时,居下侧之鼻腔阻塞,上侧鼻腔通气良好。由于鼻塞,可出现嗅觉减退、头痛、头昏、说话呈闭塞性鼻音等症状。

2. 多涕 常为黏液性或黏脓性,偶成脓性。脓性多于继发性感染后出现。

3. 嗅觉下降 多为两种原因所致:其一为鼻黏膜肿胀、鼻塞,气流不能进入嗅觉区域;其二为嗅区黏膜受慢性炎症长期刺激,嗅觉功能减退或消失。

4. **头痛、头昏** 慢性鼻窦炎多表现为头沉重感。

5. **全身表现** 多数人有头痛、食欲不振、易疲倦、记忆力减退及失眠等。

常见鼻炎的分型和表现如下

1. **急性鼻炎** 急性鼻炎是由病毒感染引起的鼻腔黏膜急性炎症性疾病,俗称"伤风"、"感冒",有传染性,四季均可发病,但冬季更多见。初期有鼻内干燥、烧灼和痒感,继有打喷嚏、流大量清鼻涕、鼻塞、嗅觉减退。全身症状有发热、咽干、四肢倦怠,全身不适。鼻腔黏膜弥漫性红肿,流大量水样或黏液性分泌物(后期可为脓性分泌物)。

2. **慢性鼻炎** 慢性鼻炎是鼻腔黏膜和黏膜下层的慢性炎症性疾病。临床表现以鼻腔黏膜肿胀、分泌物增多、无明确致病微生物感染、病程持续数月以上或反复发作为特征。慢性鼻炎是一种常见病。

(1) 慢性单纯性鼻炎:由急性鼻炎发展而来,可能与合并细菌继发感染、治疗不彻底和反复发作有关。主要症状为鼻堵塞,轻者为间歇性或交替性,重者为持续性,鼻分泌物增多。严重者需进行手术治疗。

(2) 慢性肥厚性鼻炎:一般认为由慢性单纯性鼻炎发展而来,是长期慢性炎症、淤血而使鼻黏膜、鼻甲出现增生所致。

3. **过敏性鼻炎** 症状是突然鼻痒、打喷嚏、流清涕、鼻塞,且反复发作。一年四季均犯病者叫常年性过敏性鼻炎,仅在固定的季节中发作者叫季节性过敏性鼻炎。当过敏性鼻炎发作时,可见鼻黏膜苍白、水肿,鼻内大量清鼻涕存留。

4. **萎缩性鼻炎** 主要病理表现是鼻黏膜、鼻甲骨膜和鼻甲骨萎缩。由于鼻组织萎缩,虽然鼻腔比较宽大,但鼻黏膜却丧失其正常的生理功能,且因鼻内干痂形成,孩子仍感通气不畅。当有细菌感染时,其毒素及排泄物等产生恶臭气味。

5. **干酪性鼻炎** 一种罕见的鼻病。临床特征为鼻内干酪样物积聚,有恶臭,日久侵蚀软组织和骨质,发生鼻内、外畸形。在干酪样物质中发现有脱落上皮、坏死组织、化脓细胞、胆固醇结晶及霉菌样微生物。

6. **药物性鼻炎** 由于长期不正确地使用各种药物导致鼻黏膜的伤害,造成鼻腔黏膜持续性充血、肿胀,以致鼻塞等临床症状出现。

对鼻炎患儿平时应注意锻炼身体,尽量冷水洗脸,增强鼻腔黏膜的抗病能力,适当改善生活环境,及时增减衣服。鼻塞时不宜强行擤鼻,不要用手挖鼻,保持心情舒畅。

三、诊断要点

由于鼻炎的临床分型不同,其临床表现也不相同,通过以下几方面的医学检查,结合前述的临床表现,可帮助诊断。临床常用的医学检查包括以下内容。

1. **前鼻镜检查** 观察鼻黏膜色泽、分泌物性质、鼻甲形状、鼻道阻塞情况及有无新生物存在等。

2. **鼻腔及鼻窦内镜检查** 较前鼻镜检查照明更好、分辨率高、视野清晰,可以观察到许多深在、细微、不能在额镜下直接看到的结构,并能够让多个医生同时观察,资料可以即刻显示和储存。

3. **影像学检查** 常规首选高分辨率CT进行检查。

4. **鼻功能检查** 如鼻腔阻力检查、鼻声反射检查、鼻嗅觉检查等。

5. **实验室检查** 进一步还可以进行必要的实验室检查,如鼻腔分泌物涂片检查、鼻腔分泌物细菌培养和药敏实验等。

四、处理原则

1. **一般治疗** 常规治疗可以使用鼻内糖皮质激素、鼻内用减充血剂、鼻腔清洗等方法。

急性鼻炎的治疗应多饮热水、清淡饮食,注意休息。减轻发热、头痛等全身症状,可用感冒片或清热解毒的中药冲剂。慢性鼻炎的治疗消除致病因素是关键,积极治疗全身疾病,矫正鼻腔畸形,如鼻中隔偏曲等,加强身体锻炼,提高机体免疫力,注意培养良好的卫生习惯,避免过度疲劳。有免疫缺陷或长期使用免疫抑制剂者,尽量避免出入人群密集场所,并注意戴口罩。

2. 中医疗法　鼻炎临床症状较为严重时,中医称之为"鼻渊",认为鼻炎的发病原因有:一是外在因素,多为风寒、疫气之邪侵袭鼻窍;二是内在因素,多因脏腑功能失调所致。因此,鼻炎的发生是机体的内因为本,外因为标,外因与内因合而为患。中医药治疗鼻炎重视整体观念,既强调治本又兼顾治标。

3. 手术治疗　部分孩子在保守治疗无效,或者鼻腔存在解剖结构上的畸形需要手术矫正时,可以在专业医生的检查和确诊后进行相应的手术治疗。

4. 其他治疗　包括激光、冷冻、微波、射频等,应在专业医生指导下谨慎采用。封闭疗法、针刺疗法等现已很少应用。

五、预防

（1）注意环境卫生,避免粉尘长期刺激,控制室内霉菌和霉变的发生。

（2）不要使用地毯、羽毛被褥,保持室内清洁卫生,减少室内尘土,并且保持室内通风,经常晾晒衣物。

（3）彻底杀灭蟑螂等害虫。

（4）远离宠物。

（5）生活起居要有规律,注意保暖,特别是季节交替时,衣着应适宜,避免受凉等。

（6）注意饮食卫生。避免食用一切能引起过敏性鼻炎发作的食物,慎食鱼、虾、蟹类食物。

（7）戒除烟酒。

（8）适当体育锻炼,以增强体质和抗病能力。增强体质对过敏性鼻炎的孩子很重要,平时要注意锻炼身体。

（9）多吃维生素 B、维生素 C 及胡萝卜素含量丰富的蔬菜、水果、谷类,富含维生素 E 的食物如坚果、小麦胚芽等,可有效调节儿童免疫功能,减缓过敏现象。除了多吃有益的食物外,有一些性凉的食物则应少吃或不吃,如西瓜、梨、椰子、白萝卜、冷饮等,太过油腻、太咸、太酸或辛辣的食物也应尽量避免食用。

（10）避免鼻腔局部长期使用减充血剂滴鼻,以免造成"药物性鼻炎"。

（11）要提防感冒,积极治疗急性鼻炎。每遇感冒鼻塞加重,应注意正确清洁鼻腔。

（12）及时矫正一切鼻腔的畸形,如鼻中隔偏曲等。

六、认识儿童鼻炎的重要性及其防治知识

小儿鼻炎的季节性比较明显,大多数发生在秋冬季节,因为冬季气候寒冷,空气干燥,小孩正处在生长发育期,免疫机制还不完善,抵抗力相对较低,极易患上鼻炎。目前我国南方地区夏季炎热,室内空调长期使用,因此夏季小儿罹患鼻炎也很常见。主要症状为连续打喷嚏、鼻痒、鼻塞、流清水样鼻涕,可伴有头痛。如不及时控制可诱发鼻窦炎、腺样体炎、中耳炎、咽炎、支气管炎、支气管哮喘、顽固性头痛等并发症。严重者可导致记忆力减退、智力发育障碍,从而影响小儿的学习和生长发育,长期鼻塞和张口呼吸还会影响到面部和胸部的发育。

儿童鼻炎治疗除前述的一些方法外,在日常生活中更应注意以下 8 个方面。

（1）一般流涕如黄浊则饮食清淡为宜,勿食辛辣煎炸食物。如果流清涕,面色苍白的,则多体虚,饮食勿过苦寒、生冷,可适当温补,以增强体质,有利于病情好转。

（2）多饮白开水和新鲜果汁,使鼻分泌物软化。减少呼吸道分泌物的堵塞,若分泌量过多,可以用热水、蒸汽雾化熏鼻。

（3）老师要学会为小儿擤鼻涕的正确方法。一般人习惯用手绢或纸巾捏着小孩子的双鼻孔擤鼻涕,这样会造成鼻涕倒流进鼻窦和中耳,使细菌感染鼻窦和中耳,患上鼻窦炎或中耳炎。正确的方法是:依次堵住一侧鼻孔,轻轻把另一侧鼻腔鼻涕擤干净,或者回缩鼻涕至口腔再吐出。

（4）室内常通风,注意家居卫生,避免吸入过敏原,如螨虫、花粉、宠物毛发等;避免吸入刺激性的气体,如粉尘、汽车尾气、新装修居室的空气等。减少冷空气对鼻黏膜的刺激,适当时候注意戴上口罩。

（5）敏感季节居室里最好不要使用空调,注意适时开关窗,减少开窗的次数并尽量使用空气过滤器。

（6）生活要有规律，平衡饮食。平时要加强身体锻炼，增强抵抗力，注意寒暖适度，预防感冒。

（7）根治病灶，彻底治疗慢性扁桃体炎、鼻窦炎等慢性疾病。

（8）家长不在室内吸烟，避免带孩子到吸烟的公共场所。

第四节 中 耳 炎

中耳炎是指中耳的各种急、慢性炎症性疾病。各种物理、化学因素刺激如细菌感染、变态反应、咽鼓管功能障碍等都可以导致中耳内化脓性或非化脓性炎症。中耳炎也是孩子发生耳痛和（或）听力障碍的一种常见病因。一旦罹患中耳炎，耳痛难忍，有时还从耳内流出脓水；或者虽无耳痛，但影响听力。

通常中耳炎分为急性与慢性中耳炎，还有一种特殊类型中耳炎叫做"分泌性中耳炎"，也有称之为"渗出性中耳炎"、"卡他性中耳炎"等。急性中耳炎如果及时就医的话，可以痊愈并不再复发，但慢性中耳炎保守治疗常常无法根治。慢性中耳炎一般由急性中耳炎转变而来，需要及时治疗。

急性和分泌性中耳炎常发生于8岁以下儿童，它经常是普通感冒或咽喉感染等上呼吸道感染所引发的并发症。

一、病因

（1）中耳通过咽鼓管与鼻、咽部相通，呼吸道及鼻、咽部疾病如感冒、鼻炎、鼻窦炎、扁桃体炎及腺样体肥大等，病变既妨碍了咽鼓管口引流，病原体又随炎性分泌物通过咽鼓管进入中耳内而导致中耳炎。

（2）咽鼓管咽口受压阻塞，如腺样体肥大、肥厚性鼻炎、鼻咽部肿瘤或淋巴组织增生，鼻咽部填塞物时间过长等，均可直接堵塞咽鼓管咽口，影响咽鼓管咽口的开放。这是引起分泌性中耳炎的主要原因。支配小儿咽鼓管开闭的肌肉如腭帆张肌收缩无力，影响了咽鼓管的开放功能，加之小儿咽鼓管的软骨弹性差，当鼓室处于负压时，咽鼓管软骨段的管壁易发生塌陷。此为小儿急性或分泌性中耳炎发病率高的解剖生理学基础之一。

（3）继发于急性传染病如猩红热、麻疹和肺炎等，中耳黏膜急性炎性病变侵及鼓窦乳突，尤其是继发于毒性较强的变形杆菌和绿脓杆菌感染，治疗起来非常困难。

（4）乳突发育不良导致病变发生后很难痊愈，转而成慢性中耳炎。

（5）上鼓室发生胆脂瘤、听骨坏死或鼓室外侧壁破坏形成慢性胆脂瘤型中耳炎。

（6）患有过敏性疾病，如上呼吸道黏膜变态反应性水肿、渗出，累及咽鼓管和中耳。变态反应可引起咽鼓管黏膜的水肿，导致咽鼓管阻塞，造成中耳负压，引起渗出或分泌功能亢进。

（7）慢性周身疾病如贫血、慢性肾炎、重度营养不良等，机体抵抗力减弱也易引起中耳炎或炎症发生后不易痊愈。

（8）擤鼻涕方法不正确导致鼻腔分泌物逆流至中耳而引发中耳炎。鼻涕中含有大量的病毒和细菌，如果两侧鼻孔都捏住用力擤，则压力迫使鼻涕通过咽鼓管进入中耳腔引发中耳炎。因此，应提倡正确的擤鼻方法：用手指按住一侧鼻孔，稍用力向外擤出对侧鼻孔的鼻涕，用同法再擤另一侧。

（9）游泳时如果出现呛水，水通过鼻咽部咽鼓管而进入中耳，也可能引发中耳炎。外伤所致的鼓膜穿孔禁止滴任何药水，以免直接从穿孔处带入脏物造成中耳感染，影响创口的愈合。

（10）婴幼儿平躺位吃奶。由于婴幼儿的咽鼓管比较平直、管腔短、内径宽，奶汁可经咽鼓管呛入中耳引发中耳炎。因此，母亲给孩子喂奶时应取坐位，把婴儿抱起呈斜位，头部竖起吸吮奶汁或水。

（11）吸烟包括吸二手烟，也会引起中耳炎。欧洲的研究报告表明：家里有人吸烟，容易诱发中耳炎。

（12）急性期延误治疗和用药不当等。急性中耳炎时抗生素使用不当，如剂量不足，疗程不够，或细菌对药物有抗药性等，使炎症迁延不愈。中途停止治疗是急性中耳炎长期不愈甚至转为慢性的原因之一。此外，单纯依赖抗生素而忽视了尽可能恢复正常中耳功能亦为中耳炎不易治愈的原因。

(13) 头颈部放射治疗后因鼻咽部及咽鼓管黏膜肿胀及其纤毛系统被破坏,以及局部静脉及淋巴回流障碍,致使管腔狭窄,清除功能障碍,亦为引起分泌性中耳炎的一个原因。

(14) 急性中耳炎或分泌性中耳炎常继发于上呼吸道感染,故认为本病可能与细菌或病毒感染有关。急性中耳炎是中耳黏膜的急性化脓性炎症,由咽鼓管途径感染最多见。感冒后咽部、鼻部的炎症向咽鼓管蔓延,咽鼓管咽口及管腔黏膜出现充血、肿胀,纤毛运动发生障碍,致病菌乘虚侵入中耳,引起中耳炎。常见的致病菌主要是肺炎球菌、流感嗜血杆菌等,因此预防感冒就能减少中耳炎发病的机会。

(15) 疲劳。睡眠不足或体力消耗过大,是免疫力下降的主要原因。生活有规律、饮食营养均衡再加上适量运动对于保持健康是非常重要的。所以,不要让孩子玩得太累,而且一定要让他得到充分的休息。

二、表现

1. 急性化脓性中耳炎 由化脓性细菌感染引起的中耳炎症,其症状主要是突然发生的耳痛,常伴有感冒或咳嗽。孩子若是婴儿便会哭闹不止,并揉擦患耳的耳垂。可能出现耳道流脓液,患耳可能听觉失灵。儿童全身症状比成人明显,如发热,体温可高达39℃,可有呕吐。

2. 分泌性中耳炎(渗出性中耳炎、卡他性中耳炎) 由于咽鼓管功能不良,鼓室内长期负压,致中耳积液,鼓膜内陷,听小骨活动受限,因此出现耳聋、耳鸣症状。

(1) 耳内闭塞胀闷感:发病初期时都有不同程度的耳内阻塞胀闷感,长期者仅有阻塞感。儿童表述不清。

(2) 听力下降:急性分泌性中耳炎表现为上呼吸道感染在前,听力下降在后,自听有回声,头位变动时可出现症状加重或减轻。慢性分泌性中耳炎起病隐匿,往往说不清发病时间。儿童双耳患病时常出现对音响反应迟钝,看电视要调大音量,学习精力不集中。若一侧耳朵正常,可长时间不被家长发现。

(3) 耳鸣:多为低音调"轰轰"样耳鸣,打呵欠或擤鼻时可闻及气过水声。

(4) 耳痛:少数分泌性中耳炎的孩子还可出现耳道深部有隐痛感。

(5) 耳镜检查:急性期鼓膜充血、内陷、光锥变形或缩短,锤骨短突外突明显;鼓室积液后鼓膜颜色改变,呈淡黄、橙红或琥珀色;若病程较长,则鼓膜多灰暗、混浊。若分泌物为浆液性,且未充满鼓室,可透过鼓膜见到液平面,呈凹面向上的弧形线,透过鼓膜有时可见到气泡,咽鼓管吹张后气泡增多;若鼓室内积液多,则鼓膜外突。

3. 慢性化脓性中耳炎 中耳黏膜、骨膜或深达骨质的慢性化脓性炎症。本病在临床上较为常见,常以耳内间断或持续性流脓、鼓膜穿孔、听力下降为主要临床表现,严重时可引起颅内、颅外的并发症。

(1) 耳内流脓:本病的主要常见症状,可为黏脓或脓性。脓液或较稀薄,无臭味,或较稠厚,伴异臭味。

(2) 鼓膜穿孔:穿孔可为鼓膜紧张部或松弛部,呈中央性、边缘性或全部穿孔。鼓室内可见有黏脓液或炎性肉芽,胆脂瘤型中耳炎可见有胆脂瘤样分泌物。

(3) 听力下降及耳鸣:一般为传导性聋,轻重不一,长期患病者因炎性毒素损伤内耳则听力渐降,成为混合性聋,可伴耳鸣。

(4) 耳痛:部分患者有耳深部疼痛感,轻重不一。

(5) 全身症状:一般不明显。急性感染发作时轻重不一,可有畏寒、发热、怠倦、食欲减退。

(6) 慢性中耳炎可发生颅内、外并发症:颅内并发症如硬脑膜外脓肿、脑膜炎、脑脓肿等,颅外并发症如耳后骨膜下脓肿、颞肌下脓肿、外耳道后壁脓肿、面瘫、迷路炎等,如果处理不及时,严重时会导致死亡。

除上述症外,如有眩晕、呕吐、面瘫、剧烈头痛、寒战、高热等症状出现,应高度怀疑已有并发症发生,应立即去医院就诊。

三、诊断要点

根据不同类型中耳炎的不同表现,通过以下几方面的医学检查,可有助于诊断。临床常用的医学检查如下。

（1）常规检查：额镜下检查。

（2）电耳镜检查。

（3）耳内镜检查。

（4）听力学及前庭功能检查。

（5）高分辨率颞骨 CT 扫描。

四、处理原则

1. 原发病灶的治疗 积极治疗上呼吸道病灶性疾病，如慢性鼻窦炎、慢性扁桃体炎。

2. 药物治疗

（1）以局部用药为主，可用抗生素水溶液或抗生素与类固醇激素类药物混合液，如 0.25% 氯霉素液、氯霉素可的松液、氧氟沙星滴耳液等能治疗中耳炎及外耳道炎等。

（2）用药前先清洗外耳道及中耳腔内脓液，可用 3% 双氧水或硼酸水清洗，后用棉花签拭净或以吸引器吸尽脓液，方可滴药。

3. 鼓膜修复 鼓膜大穿孔影响听力，在急性感染控制后三个月左右可行鼓膜修补术或鼓室成形术。

4. 引流 骨疡型中耳炎，引流通畅者，以局部用药为主，但应注意定期复查。引流不畅或疑有并发症者及胆脂瘤型中耳炎，应及早施行改良乳突根治术或乳突根治术，彻底清除病变，预防并发症。

5. 中耳炎的手术治疗 除了少数简单的中耳炎病例可施行局部麻醉外，大多数情况都需全身麻醉。乳突根治术的目的在于：①彻底清除中耳病灶；②重建听力；③力求干耳；④防止耳源性颅内外并发症发生。

6. 内镜治疗技术 微创内镜治疗技术较之传统耳显微镜具有视野广、操作灵活的特点，能多角度、更容易获得病变较全面的信息。在耳内镜下操作，更加方便、快捷、安全、微创，提高了手术成功率。

7. 咽鼓管吹张 可采用咽鼓管吹张球、捏鼻鼓气法或导管法促使咽鼓管通畅，还可经导管向咽鼓管咽口吹入激素，达到通畅和引流的目的。

五、预防措施

作为老师或父母，可以采取以下措施来降低孩子罹患中耳炎的几率。

（1）正确的擤鼻涕方法：应该教会孩子正确的擤鼻涕方法。擤鼻涕时要温和而不要用力过猛，不要双手同时挤压鼻子，应一侧进行后再行另一侧，否则会导致耳朵感染。还应教孩子不要捏住鼻子强忍喷嚏，因为这样也会使感染进入耳朵。

（2）戒烟：与无烟家庭相比，和吸烟者一起生活的孩子更容易患中耳炎和上呼吸道疾病。二手烟会刺激鼻腔通道和中耳腔的黏膜，进而干扰咽鼓管的正常活动，所以孩子应该远离二手烟。

（3）警惕发病迹象：怀疑孩子的耳朵感染时应尽快看医生。耳朵感染时，年龄较大的孩子会主诉耳朵疼痛或有充胀感；但年龄较小的孩子还不能描述耳痛，因此当孩子拉扯或抓挠耳朵，听力或平衡出现问题，比平时更爱哭闹，耳内有液体流出（已经受感染的症状包括发热、哭闹、抓挠耳朵、恶心和呕吐）等提示耳朵感染的征兆时，应立即带孩子去医院就诊。

（4）用奶瓶喂奶时要小心：避免在婴儿仰面躺着的时候用奶瓶喂奶或其他婴儿食品，因为在婴儿躺着吞咽时，营养丰富的液体会流入咽鼓管，既可能带入病原体又为病原体创造了非常合适的滋生场所。

（5）孩子感冒时要及时治疗，因为很多小孩子中耳炎都是由感冒引起的。

（6）不要轻易给孩子掏耳朵，以免不小心损伤耳内皮肤黏膜，引起感染。

（7）孩子洗澡、洗头时，防污水流入鼻及耳内。游泳后可用细小卫生棉签轻轻擦拭外耳道以保持清洁干燥。

（8）注意休息，保证睡眠时间，避免受凉和疲劳。

此外，家长还应特别注意细心观察孩子的听觉及语言发育情况，如发现异常应及时到有条件的儿童听力诊断中心就诊。

本章小结

本章阐述的基本问题有：
- ○ 1. 儿童鼻出血的常见部位和处理、预防方法。
- ○ 2. 腺样体肥大的危害及其主要表现。
- ○ 3. 儿童鼻炎的分型和预防。
- ○ 4. 儿童中耳炎的表现及其预防。

基本要点

- ● 儿童鼻出血的常见部位在鼻中隔前下方由多个小动脉分支相互吻合形成的网状动脉丛区（Little's区），一旦此部位发生鼻出血，要采取正确的初步处理方式并送医院就诊，日常生活中要注意儿童鼻出血的预防。
- ● 腺样体肥大不仅会引起儿童睡眠呼吸停顿，也会导致其生长、智力等多方面的发育障碍，其典型表现为患儿睡眠张口呼吸、打鼾和"腺样体面容"。
- ● 儿童鼻炎症状常见有鼻塞、多涕、嗅觉下降、头痛等，分型较多，儿童鼻炎重在预防。
- ● 儿童中耳炎发病原因复杂，但以急性和分泌性中耳炎常见于儿童，常见症状有耳痛和听力下降，正确的预防措施对降低儿童中耳炎的发生率非常重要。

思考与探索

1. 儿童鼻出血的最常见部位在哪里？一旦发生儿童紧急鼻出血，我们应如何进行初步处理？日常如何预防儿童鼻出血？

2. 儿童腺样体肥大会对儿童造成什么危害？其主要临床表现有哪些？

3. 儿童鼻炎的分型有哪些？有哪些措施可以预防鼻炎的发作？

4. 中耳炎的表现是什么？如何通过预防手段降低中耳炎的发生率？

Children

第七章
幼儿常见营养性疾病

本章将帮助你

◆ 了解常见营养性疾病的概念和种类。
◆ 熟悉营养性疾病的病因、主要表现。
◆ 掌握营养性疾病的诊断要点。
◆ 掌握营养性疾病的处理原则、预后和预防。

问题情境

　　暑假过后，幼中班的同学们又开开心心地回到了幼儿园，两个多月不见，班主任徐老师欣喜地发现孩子们一下子长高、长大了不少。然而，没几天细心的徐老师就发现敏敏好像跟以前并没有多大变化，原来中等个头的她现在却变成了班里的"小不点"。徐老师马上带敏敏去卫生室做了个体格测量，结果发现敏敏已经是"轻度营养不良"了。敏敏妈妈得知消息后感到很困惑："我家孩子又没生病，胃口也好着呢，怎么会营养不良了呢？"在徐老师的建议下，妈妈带敏敏来到了医院，在医生的仔细询问和检查下，才发现原来敏敏的营养不良是由于长期不规律的饮食造成的。敏敏暑假期间在家只吃零食、水果，爱喝饮料，却不愿吃正餐，爷爷奶奶也迁就着敏敏，她爱吃什么就给她吃什么，结果敏敏因为营养素摄入不均衡而导致了营养不良。

第一节　营养不良

　　在发展中国家，每年约有30万5岁以下的儿童因营养不良而死亡，通常人们会由于长期饥饿而导致营养不良，但有一部分营养不良的发生却与饥饿无关，有些甚至是在食物充足的情况下发生，这主要是因为这些儿童所吃的食物并不能提供正确的营养素、维生素和矿物质。有些疾病也会妨碍人们充分地吸收营养，如肠道对某些食物过敏引起的腹泻等。

蛋白质-能量营养不良是由于缺乏能量和(或)蛋白质所致的一种营养缺乏症,主要见于3岁以下的婴幼儿。临床上以体重明显减轻、皮下脂肪减少和皮下水肿为特征,常伴有各器官系统的功能紊乱。急性发病者常伴有水、电解质紊乱,慢性者常伴有多种营养素缺乏。临床常见3种类型:以能量供应不足为主的消瘦型、以蛋白质供应不足为主的水肿型以及介于两者之间的消瘦-水肿型。

一、病因

1. **摄入不足**　小儿处于快速生长发育阶段,对营养素尤其是蛋白质的需要量相对较多,喂养不当是导致营养不足的重要原因,如母乳不足而未及时添加其他富含蛋白质的食物、奶粉冲调过稀、突然断奶而未及时添加辅食、长期以淀粉类食品(如粥、米粉、奶糕)喂养等。较大儿童的营养不良多为婴儿期营养不良的延续,或因不良的饮食习惯如偏食、挑食、吃零食过多而引起。

2. **消化吸收不良**　消化吸收障碍,如消化系统解剖或功能上的异常(包括唇裂、腭裂、幽门梗阻等)、迁延性腹泻、过敏性肠炎、肠吸收不良综合征等均可影响食物的消化吸收。

3. **需要量增加**　急、慢性传染病(如麻疹、伤寒、肝炎、结核等)的恢复期、生长发育过快、早产儿或双胎儿因追赶性生长等均可因需要量增多而造成营养相对缺乏;糖尿病、大量尿蛋白、发热性疾病、甲状腺功能亢进、恶性肿瘤等可使营养素的消耗量增多而导致营养不足。

二、表现

体重不增是营养不良的早期表现。随着营养失调日久加重,患儿体重逐渐下降,主要表现为消瘦,皮下脂肪逐渐减少以至消失、皮肤干燥、苍白、失去弹性,额部出现皱纹如瘦老人状、肌张力逐渐降低、肌肉松弛、肌肉萎缩呈"皮包骨"状、四肢可有挛缩。皮下脂肪层消耗的顺序首先为腹部,其次为躯干部、臀部、四肢,最后为脸颊。皮下脂肪层厚度是判断营养不良程度的重要指标之一。患儿毛发干枯变黄,口腔的改变有唇部干裂、口角炎和舌乳头萎缩。营养不良初期,患儿身高并无影响,但后期身高的增长速度即会明显受到影响。早期患儿有精神焦虑、不爱活动,食欲尚正常。病情加重后,则可有精神萎靡、反应迟钝,常有呻吟不安,体检可发现体温偏低、脉细无力、无食欲,腹泻和便秘交替等。合并血浆蛋白明显降低时,患儿可有凹陷性水肿、皮肤发亮,严重时可破溃、感染形成慢性溃疡。重度营养不良可有重要脏器功能损害,如心脏功能下降,可有心音低钝、血压偏低、脉搏变慢、呼吸浅表等表现。

营养不良常见的并发症有营养性贫血,以小细胞低色素性贫血最为常见。另外,营养不良可有多种维生素缺乏,尤以脂溶性维生素A、D缺乏常见。在营养不良时,维生素D缺乏的症状不明显,在恢复期生长发育加快时症状却变得比较突出;约有3/4的患儿伴有锌缺乏,由于免疫功能低下,故易患各种感染性疾病,如反复呼吸道感染、鹅口疮、肺炎、结核病、中耳炎、尿路感染等;婴儿腹泻常迁延不愈会加重营养不良,形成恶性循环。

营养不良可并发自发性低血糖,患儿可表现为面色灰白、神志不清、脉搏减慢、呼吸暂停、体温不升,但一般无抽搐,若不及时救治,可致死亡。

三、诊断要点

根据儿童年龄和喂养史、体重下降、皮下脂肪减少、全身各系统功能紊乱及其他营养素缺乏的临床症状和体征,典型病例的诊断并不困难。轻度患儿容易被忽略,需通过定期生长监测、随访才能被发现。确诊后还需要详细询问病史和进一步检查,以确定病因。诊断营养不良的基本测量指标为身长(高)和体重,5岁以下儿童营养不良的分型和分度如下。

1. **体重低下**　体重低于同年龄、同性别参照人群值的均值减2个标准差以下为体重低下。如低于同年龄、同性别参照人群值的均值减2～3个标准差为中度;在均值减3个标准差以下为重度。该项指标主要反映慢性或急性营养不良。

2. **生长迟缓**　身高低于同年龄、同性别参照人群值的均值减2个标准差以下为生长迟缓。低于同年龄、同性别参照人群值的均值减 2～3 个标准差为中度;低于均值减 3 个标准差以下为重度。该项指标主要反映慢性长期营养不良。

3. 消瘦　体重低于同性别、同身高参照人群值的均值减 2 个标准差以下为消瘦。低于同性别、同身高参照人群值的均值减 2～3 个标准差为中度;在均值减 3 个标准差以下为重度。该项指标主要反映近期、急性营养不良。

四、处理原则

营养不良的处理原则是积极处理各种危及生命的并发症、祛除病因、调整饮食、促进消化功能。

1. 处理危及生命的并发症　严重营养不良发生危及生命的并发症,如腹泻时的严重脱水和电解质紊乱、酸中毒、休克、肾衰竭、自发性低血糖、继发感染及维生素 A 缺乏所致的眼部损害等。

2. 祛除病因　在查明病因的基础上,积极治疗原发病,如纠正消化道畸形、控制感染性疾病、根治各种消耗性疾病、改进喂养方式等。

3. 调整饮食　营养不良患儿的消化道因长期摄入过少,已适应低营养的摄入,过快增加摄食量很容易出现消化不良、腹泻,故饮食调整的量和内容应根据实际的消化能力和病情逐步完成,千万不能操之过急。轻度营养不良者可从每日 60～80 kcal/kg 开始,中、重度可参考原来的饮食情况,从每日 40～55 kcal/kg 开始,逐步少量增加;若消化吸收能力较好,可逐渐加到每日 120～170 kcal/kg,并按实际体重计算热能需要。轻度营养不良者可经口补充热量、维生素、矿物质等,而部分中、重度营养不良患者则可能需要通过胃管来进行肠道营养。

4. 促进消化　其目的是改善消化功能。B 族维生素、胃蛋白酶、胰酶等可助消化,部分中药有健脾功能,针灸、推拿、抚触、捏脊等也有一定疗效。

5. 其他　适当的户外活动、充足的睡眠、纠正不良的饮食习惯和良好的护理也是极其重要的。

五、预后和预防

预后取决于营养不良的发生年龄、持续时间及其程度,其中尤以发病年龄最为重要。年龄越小,其远期影响越大,尤其是认知能力和抽象思维能力易发生缺陷。预防本病的关键是采取以下一系列措施。

1. 合理喂养　大力提倡母乳喂养,及时添加辅食,纠正偏食、挑食、吃零食的不良习惯。幼儿早餐要吃饱,午餐应保证供给足够的能量和蛋白质。

2. 合理安排生活作息制度　坚持户外活动,保证充足的睡眠,纠正不良的卫生习惯。

3. 预防传染病和先天畸形　按时进行预防接种,对患有唇裂、腭裂及幽门狭窄等先天畸形者应及时手术治疗。

4. 推广应用生长发育监测图　定期测量体重,并将体重值标在监测图上,如发现体重增长缓慢或不增,应尽快查明原因,及时予以纠正。

第二节　缺铁性贫血

缺铁性贫血是小儿常见的营养性疾病,世界各地都有发病,以 6 个月～3 岁最为多见。学龄前儿童缺铁性贫血患病率在发达国家为 17%,在发展中国家为 42%。贫血患儿由于食物中铁摄入不足,造成机体内铁缺乏,导致血红蛋白的合成减少而引起贫血。

一、病因

1. 胎内贮铁不足　早产儿、低出生体重儿、双胎儿体内贮铁相对不足。

2. 食物中铁摄入不足 发生缺铁性贫血的最主要原因。婴儿期因辅食添加不当而缺铁，年长儿则常因偏食、挑食、拒食、饮食安排不合理而导致贫血。

3. 生长发育因素 小儿体重、身长增长迅速，对铁的需要量也相对成人要多。若不注意供给含铁丰富的食物，就很容易发生缺铁性贫血。

4. 铁丢失或消耗过多 对牛乳过敏者，进食过多未煮沸的鲜牛奶可引起少量、长期的肠出血；肠息肉、钩虫病等可导致慢性失血；溶血性贫血、急性大出血等可引起铁剂大量丢失；慢性腹泻、反复感染等既可影响铁的消化吸收，又增加机体对铁的消耗。

二、表现

1. 一般表现 皮肤黏膜苍白，以口唇、指(趾)甲床及口腔黏膜苍白最为明显；体力较差、容易疲倦、不活泼、不爱动、食欲减退、精神萎靡，年长儿可诉头晕、耳鸣、眼花等，有生长发育缓慢的表现。

2. 造血系统 由于贫血引起肝、脾、淋巴结增大。贫血时间越长、程度越重，肝脾增大越明显。

3. 非造血系统

(1) 消化系统：常有厌食、舌乳头萎缩、胃酸减少、胃肠消化功能减弱等，还有部分患儿可出现异食癖，如喜欢吃泥土、粉笔、墙灰等。

(2) 神经系统：可发生烦躁不安、多动、注意力不集中、反应迟钝、记忆力差等表现，补充铁剂后上述症状可消失。

(3) 心血管系统：重度贫血者可出现心率增快、气急、心脏扩大等。

(4) 免疫系统：患儿常易发生各种感染，且常迁延难愈，还可反复感染。

三、诊断要点

根据膳食结构、饮食习惯、表现，一般可做出初步的诊断。实验室检查特点为：血红蛋白降低、呈小细胞低色素性贫血是诊断缺铁性贫血的必需指标，而血清铁蛋白、转铁蛋白降低则是诊断的敏感指标。进一步做有关铁代谢的生化检查有确诊意义。用铁剂治疗有疗效可进一步证实诊断。

四、处理原则

缺铁性贫血处理的关键在于去除病因、补充铁剂。对于喂养或饮食不当的患儿应指导其家长合理地喂养幼儿，改善饮食，纠正偏食、挑食等不良饮食习惯，并给予富含铁或铁强化的食物。有急慢性失血者应积极寻找病因，治疗原发病。

临床上常用的药物为口服的含铁制剂，在服用铁剂进行治疗时，为了提高铁在小肠内的吸收率，应注意以下几个方面。

(1) 补充铁剂的同时应该多吃维生素 C 和猪、牛、鱼、鸡等肉类食物。维生素 C 可以促进非血红素铁的吸收、转运和储存，而猪、牛、鱼、鸡等肉类食物中含有一种叫"肉因子"的物质，能显著促进非血红素铁的吸收。服用铁剂药物宜在两餐之间，这主要是为了减少铁剂药物对胃黏膜的刺激，并且有利于机体对铁的吸收。

(2) 许多植物性食物中含有大量的植酸、磷酸、草酸、碳酸、鞣酸以及粗纤维素等，这些成分都有阻止铁吸收的作用，因此不要与铁剂同时食用。

(3) 铁剂的治疗时间应延续至血红蛋白纠正后 4～6 周，这主要是为了补充体内的储存铁。一般缺铁性贫血用铁剂治疗 3～4 周后贫血可以得到纠正，若经过足够剂量的铁剂治疗 3 周左右仍无效，则应该寻找原因，考虑是否有其他疾病存在。

五、预防

为预防小儿缺铁性贫血，应合理地安排其日常膳食和生活。

（1）尽量多提供含铁量丰富、吸收率高的动物性食物，如猪肝、猪牛肉、动物血等。大豆为植物中含铁量较高的食物，吸收率也高达7%，因此幼儿膳食中可多采用豆制品。深色绿叶或黄红色蔬菜、香菇、黑木耳、紫菜、海带中含铁量也比较高，可与瘦肉同时食用，以促进铁的吸收。

（2）每天摄入足够的新鲜蔬菜、水果，以供给维生素C而促进铁吸收。

（3）家中的炊具最好是铁制的，也可吃些铁强化的点心食品。

（4）预防感染性疾病和寄生虫病。

第三节　肥　胖　症

 案例

9月伊始，幼儿园里迎来了一批新生，为了让孩子们尽快适应新环境，幼小班的张老师开始仔细地观察起每个孩子的生活习性。很快地，一个名叫嘟嘟的男孩引起了张老师的注意。嘟嘟吃饭时速度飞快，而且食量惊人，还经常缠着食堂阿姨给他添饭加肉。然而，嘟嘟虽然长得"人高马大"，运动起来却明显落后于同伴们，没跑几步就气喘吁吁，还不得不停下来歇一歇。嘟嘟怎么会这么"虚"呢？原来他得了肥胖症了。

儿童肥胖症已日益成为影响人类健康的一种全球性流行病，近年来世界各国儿童肥胖症的发病率均有明显的升高趋势，而我国儿童青少年肥胖已经进入了快速流行期，因此及时预防和干预肥胖症已经成为儿童保健工作的重要内容之一。

肥胖症分单纯性肥胖和继发性肥胖，其中前者占了95%～97%，后者往往伴有明显的内分泌和代谢性疾病。儿童期单纯肥胖症是20世纪儿童期严重的健康问题，也是21世纪严重的社会问题。单纯肥胖症对儿童心血管、呼吸功能产生长期慢性（有时是不可逆的）损伤，还造成儿童难以克服的心理行为问题，使儿童的自尊心、自信心受到严重损伤。

 一、单纯肥胖症的定义

儿童单纯性肥胖是由于儿童长期能量摄入超过人体的消耗，使体内脂肪过度积聚、体重超过一定范围的一种营养障碍性疾病。近年来随着对肥胖症研究的进一步深入，我国儿科学家提出将单纯肥胖症定义为：与生活方式密切相关，以过度营养、体力活动少、行为偏差为特征的，全身脂肪组织普遍过度增生的慢性病。

 二、病因

单纯性肥胖症往往是由环境和遗传因素共同作用而产生的。

1. 能量摄入过多　摄入的营养超过机体代谢的需要，多余的能量便转换为脂肪储存在体内，导致肥胖。

2. 活动量过少　活动过少或缺乏适当的体育锻炼是发生肥胖症的重要原因，即使摄食不多，也可引起肥胖。肥胖儿童大多不喜爱运动，从而形成恶性循环。

3. 遗传因素　肥胖具有高度的遗传性，目前认为肥胖的家族性与多基因遗传有关。肥胖双亲的后代发生肥胖者高达70%～80%；双亲之一肥胖者，后代肥胖发生率为40%～50%；双亲正常的后代发生肥胖者仅为10%～14%。

三、表现

肥胖可发生于任何年龄,但最常见于婴儿期、5～6岁和青春期。患儿食欲旺盛,且喜吃甜食和高脂肪食物,明显肥胖的儿童常有疲劳感,用力时有气短或腿痛。严重肥胖者由于脂肪过度堆积限制了胸廓和膈肌的运动,使肺通气量不足、呼吸浅快、造成低氧血症、气急、发绀、红细胞增多、心脏扩大或出现充血性心力衰竭甚至死亡,称为肥胖-换氧不良综合征。

体检可见患儿皮下脂肪丰满,但分布均匀、腹部膨隆下垂。严重肥胖者可因皮下脂肪过多,使胸腹、臀部及大腿皮肤出现花纹;有些肥胖儿因体重过重,走路时双下肢负荷过重可致膝外翻或扁平足。女孩胸部脂肪堆积应与乳房发育鉴别,后者可触及乳腺组织硬结。男性肥胖儿因大腿内侧和会阴部脂肪堆积,阴茎可隐匿在阴阜脂肪垫中而被误诊为阴茎发育不良。

肥胖儿童性发育常较早,故常有心理上的障碍,如自卑、胆怯、孤独等。

四、诊断要点

医生对单纯肥胖症进行诊断,首先要除外某些内分泌、代谢、遗传、中枢神经系统疾病引起的继发性肥胖或因使用药物所诱发的肥胖。

1. 身高标准体重法 为世界卫生组织(WHO)向全世界推荐的方法之一,在我国被广泛使用,是评价青春期前(10岁以下)儿童肥胖的最好指标。目前定为超过参照人群20%为肥胖。

体重超过同性别、同身高参照人群均值10%～19%者为超重;20%～29%者为轻度肥胖;30%～49%者为中度肥胖;超过50%者为重度肥胖。

2. 体重指数法(BMI) 评价肥胖的另一个指标,即体重(kg)除以身高的平方(m^2)。BMI值在同性别、同年龄的百分位 P_{85}～P_{95} 为超重,超过 P_{95} 为肥胖。

3. 实验室检查

肥胖患儿三酰甘油、胆固醇大多增高,严重者血清β白蛋白也增高;常有高胰岛素血症,血生长激素水平降低,生长激素诱发实验的峰值也较正常儿童为低,肝脏超声检查常有脂肪肝。

五、处理原则

在儿童期对于肥胖的处理以体重控制为基本概念,不能以减少体重为目标,强调禁止短期快速减肥;禁止饥饿或变相饥饿治疗;禁止使用各种药物或饮品;禁止手术或物理干预。

干预方案以运动处方为基础,行为矫正为关键技术,健康教育(包括饮食调整)贯彻始终;以肥胖儿童为中心,教师、家长和医务人员共同参与;以日常家庭生活为主要调控实施的场地,配合寒暑假集中生活训练的综合治疗方案。

1. 饮食调整 营养教育应包括食物选择、膳食搭配等。饮食调整即对每日摄入的热量严格进行计算和控制、有选择地进食或避免进食某些食物。饮食调整方案的内容应根据肥胖度来制定,对于年龄小、刚发生的轻或中度肥胖者可让其多吃富含纤维素或非精细加工的食物,少吃或不吃含热量高而体积小的食品;食物切得不要过大,应以小块为主;每次吃的时候不要舔光盘子和碗,少吃甜食。肥胖者禁食的食品主要是一些高热量食物或加工很精细的碳水化合物,包括精白面粉、含淀粉多的土豆、脂肪、油煎食品、糖、巧克力、奶油制品等。应限制任何甜饮料。

2. 运动疗法 注重安全性,选择有趣味性,且价格便宜,便于长期坚持的运动,从而能更有效地减少脂肪。多做如走路、跑步、跳舞、滑冰(雪)、游泳等运动,在这些运动中重要的因素是距离而不是速度,比如走一公里和跑一公里的减脂效果是一样的。

3. 运动形式 有氧运动(如慢跑、游泳、骑自行车、步行、原地跑等)和无氧运动(如赛跑、举重、投掷、跳高、拔河等)交替进行,在训练安排上,经无氧运动激发后的有氧运动才能更有效动员贮存体脂供能。每天训练 1～2 小时,每周训练 5 天,一个疗程 12 周。运动期限以 3 个月为一个阶段,一年为一个周期。选择体育运动形式要注意兼顾减少脂肪的有效性、长期坚持的可行性和儿童乐于参加的趣味性。每次训练必须先做准备活动即热身运动,在每个训练活动中间要有小休息。运动结束必须有恢复运动即冷身运动。若患儿有身体不适或受伤时应立即停止训练,同时必须学会自我保护技术。

4. 进食行为矫正 进食方式(家长喂养行为)、饮食习惯等的矫正。国外近年来重视行为矫正,主要用奖励和惩罚作正/负性强化。通过个别访谈、家庭访问/家长会和学校访问(教师、同学)进行行为分析。肥胖者记录行为日记,内容包括对刺激/刺激控制的第一反应,对行为矫正过程中的体验、困难、体会和经验等。

六、预防

孕妇在妊娠后期要适当减少摄入脂肪类食物,防止胎儿体重增加过重;婴儿期强调母乳喂养,避免在生后前三个月喂以辅食;幼儿期主要是养成良好的进食习惯,并养成参加各种体力活动、劳动的习惯,如可以走路的场合尽量不坐车,上下楼时要自己爬楼而不要坐电梯,每天进行至少 30 分钟的中等强度的体育运动或体力活动。控制儿童看电视和玩电子游戏的时间,并减轻学业负担。家长不要把食物作为奖励或惩罚幼儿行为的手段。

第四节　微量元素异常

 案例

> 幼小班的储老师发现皓皓最近出现了一些很奇特的动作:没事经常啃咬手指甲,午睡时会咬被角,有时甚至会悄悄地捡食墙灰和纸屑。面对皓皓的行为,储老师有点犯愁了,这到底是孩子不讲卫生的坏习惯呢,还是民间传说的"孩子肚子里有蛔虫呢"。于是,储老师建议妈妈带皓皓去医院看一下,经过了医生的一番专业检查,终于确诊了皓皓是微量元素锌缺乏。

锌 缺 乏 症

锌缺乏症是人体内长期缺乏微量元素锌所引起的,锌为人体必需的微量元素,具有重要的生理功能,是人体 200 多种代谢酶及辅助酶的组成物质,在核酸与蛋白质的代谢中也发挥着重要作用,因此可影响儿童的生长发育、生殖器官、皮肤、胃肠道功能及免疫功能。

一、病因

1. 摄入不足 年长儿多因偏食、挑食等不良饮食习惯而造成锌摄入不足。

2. 各种疾病影响锌的吸收和利用 消化道疾病、脂肪泻、慢性肾病等可使体内锌大量丢失,恶性肿瘤也可使锌含量下降,某些先天性锌吸收缺陷的遗传病(如肠病性肢端皮炎)可使锌吸收障碍。

二、表现

儿童以慢性长期锌缺乏为多见。首先表现为食欲不振、味觉异常、反复发作的口腔溃疡、有些患儿还有异食癖。体格检查还可以发现患儿生长停滞、身材矮小、性发育延迟、皮肤发炎尤其是皮肤黏膜交界处及指端常有经久不愈的皮炎。部分患儿可有脱发或头发枯黄、容易并发感染性疾病、伤口愈合缓慢等症状。患儿长期缺锌还可使智能发育迟缓。

三、诊断要点

根据缺锌的饮食史、临床特点和实验室检查结果,基本能确诊。测定血清锌有助于了解小儿目前的锌营养状况。小儿血浆(或血清)锌的正常值(原子吸收光谱)为 $13.94\pm2.05\ \mu mol/L$ 或 $911.4\pm134.3\ \mu g/L$,最低限为 $11.5\ \mu mol/L$ 或 $750\ \mu g/L$。测定头发锌含量时,因发锌波动大,头发污染不易清除,常不能准确地反映目前的锌营养状况。对于疑似锌缺乏的可采用补锌试验,治疗后症状消失,生长发育加快,血清锌上升,即可确诊。

四、处理原则

确诊为锌缺乏症后可根据缺乏程度给予锌剂治疗。补充锌元素量为每天 $0.6\sim1.5\ mg/kg$,若膳食中动物性食物含量低,胃肠道吸收差,可酌情加量,疗程一般为 $1\sim2$ 个月。

五、预防

应培养儿童不挑食、不偏食的良好饮食习惯,保证膳食平衡,多吃含锌量丰富的红色瘦肉(即牛肉、猪肉、羊肉)等。

碘 缺 乏 病

碘缺乏病是人体长期缺乏微量元素碘所引起的一系列疾病的统称。碘是合成甲状腺素的主要成分,儿童缺碘可发生甲状腺功能低下,引起严重的体格生长迟滞和智能发育障碍。

一、病因

人体必须从外界环境中摄取碘,海产品中含碘量非常丰富,人体可以通过吃海产品而摄入碘。内陆山区因远离海洋,日常食物中的碘含量都偏少,因此容易发生碘缺乏病。在沿海地区,如果儿童因为偏食、挑食等原因造成碘摄入不足,也可引起体内碘缺乏。

碘被摄入人体后,可以参与甲状腺素的合成,甲状腺素对儿童的体格生长和脑发育特别重要,因此碘缺乏对于生长发育迅速的儿童危害极大。

二、表现

婴幼儿碘缺乏可发生地方性克汀病和亚克汀病,而学龄期儿童则以甲状腺肿为主。地方性克汀病可有两种临床表现:一种以脑损害、神经系统症状为主,智力低下、痉挛性瘫痪、共济失调,可有听力障碍、聋哑、斜视等,甲状腺功能正常或略低,体格生长影响少,身材正常;另一种以黏液性水肿为主,身材矮小、腹部膨隆、皮肤干燥粗厚、性发育迟缓、黏液性水肿、智力低下。这两种表现可互相交叉重叠,约有 1/4 患儿可伴有甲状腺肿。亚克汀病临床症状不明显,但体格生长和智力发育落后可缓慢出现。

三、诊断要点

(1) 小儿出生、居住于低碘地区或地方性甲状腺肿病流行地区,或膳食调查发现有碘摄入缺乏者。

第七章 幼儿常见营养性疾病

（2）有智能发育障碍、体格发育落后等上述临床表现。

（3）实验室检查中血清甲状腺素和尿碘异常

1）血清 T_3、T_4、TSH 测定　血清甲状腺素减少,血清总 T_3、T_4 和游离 T_3、T_4 降低,而 TSH 升高。

2）尿碘测定　尿碘测定是判断个体或群体碘营养状况的一项简便而又有效的方法。尿碘中位数值低于 $100\ \mu g/L$ 意味着碘摄入不足,$50\sim99\ \mu g/L$ 为轻度缺碘,$20\sim49\ \mu g/L$ 为中度缺碘,$<20\ \mu g/L$ 为重度缺碘。

四、处理原则

1. 碘剂　主要用于缺碘所引起的弥漫型重度甲状腺肿大且病程短者。复方碘溶液每日 $1\sim2$ 滴(约含碘 3.5 mg),或碘化钾(钠)每日 $10\sim15$ mg,连服两周为 1 个疗程,两个疗程之间停药 3 个月,反复治疗 1 年。长期大量服用碘剂应注意甲状腺功能亢进的发生。

2. 甲状腺素制剂　用药量应根据甲状腺功能及临床表现进行适当调整,应使 TSH 浓度正常,血 T_4 值正常或偏高。

五、预防

食盐加碘是预防碘缺乏症最有效的措施。

（1）注意多吃含碘丰富的自然食物,如海带、紫菜、鲜海鱼、干贝、淡菜、海蜇等。

（2）缺碘地区长期食碘盐。

（3）食用一些其他碘强化食物。

铅 中 毒

微量元素铅存在于我们生活环境中的各个角落,铅中毒对儿童产生多器官、多系统、全身性和终生不可逆的损伤,特别是对儿童神经系统的损伤会导致儿童智力发育障碍。

一、病因

很多产品中都含有铅,如油漆、电池、塑料产品、玩具、化妆品等,而一些传统食品如松花蛋、爆米花在制作过程中也受到了明显的铅污染。一些工厂如果处理不当,也会使铅尘散落附近地区而造成铅污染。

无论是通过呼吸道还是消化道,儿童均较成人更容易吸收较多的铅。儿童胃排空较成人快,对铅的吸收率会大幅度增加,可高达 $42\%\sim53\%$。儿童有较多的手-口行为,这大大增加了儿童铅摄入的概率。由于铅多积聚在离地面 1 米左右的大气中,而此处正好是儿童的呼吸带,因此儿童从呼吸道吸入较成人多的铅。另外,儿童对铅的排泄也较成人少。

二、表现

铅中毒的表现复杂,且缺乏特异性。常见的表现有以下几个方面。

1. 神经系统　可出现疲劳、失眠、烦躁、头痛以及多动等症状。若一次或短期内摄入大量的铅化合物时,可出现急性中毒的症状,如神情呆滞、厌食、呕吐、腹痛、腹泻、谵妄、抽搐、昏迷等症状,严重者出现癫痫或死亡。慢性铅中毒时症状不典型,有好动、运动失调、反应迟钝、智力发育落后等。

2. 造血系统　可诱发贫血,并随着铅中毒程度的加重而贫血加重。

3. 心血管系统　在因铅中毒死亡的儿童中发现有心肌变性,还可引起高血压与心律失常。

4. 消化系统　铅增高可引起腹痛、腹泻、便秘、消化不良等胃肠功能紊乱。急性铅中毒时可致肝脏解毒功能受损,出现病变。

5. 泌尿生殖系统　长期接触铅者可致慢性肾炎,晚期甚至出现肾功能衰竭。

6. 免疫系统　铅中毒使儿童抵抗力降低,常引起呼吸道、肠道的反复感染。

7. 骨骼系统　体内铅大部分沉积在骨骼中,引起骨代谢紊乱,发生骨质疏松。

三、诊断要点

血铅测定是评价小儿是否铅中毒的金标准。发铅水平的结果并不可靠,因为头发容易受外界环境污染。X 线荧光测定能直接并且非侵入性测定骨铅的含量。美国国家疾病控制中心指出,血铅水平超过或等于 $100\,\mu g/L$,无论是否有相应的临床症状、体征及其他血液生化变化,即可诊断为铅中毒。在世界某些发达国家,已将儿童血铅相对安全的标准定为低于 $50\,\mu g/L$。

我国铅中毒和高铅血症的分级如下:

1. 高铅血症　连续两次静脉血铅水平为 $100\sim199\,\mu g/L$。

2. 铅中毒　连续两次静脉血铅水平等于或高于 $200\,\mu g/L$;并依据血铅水平分为轻、中、重度铅中毒。

（1）轻度铅中毒:血铅水平为 $200\sim249\,\mu g/L$。

（2）中度铅中毒:血铅水平为 $250\sim449\,\mu g/L$。

（3）重度铅中毒:血铅水平等于或高于 $450\,\mu g/L$。

四、处理原则

由于骨铅的释放缓慢,即使使用药物也很难完全驱除。因此,干预的重点在于预防患儿进一步摄入铅。

1. 确认和消除环境中的铅暴露源　通过健康访谈,了解患儿所处环境中是否有铅暴露。

2. 行为矫治　减少非营养性的手-口行为,如咬指甲、经常将手或异物放入口中等。

3. 药物治疗　对于铅中毒患儿来说,药物的驱铅治疗可以防止病情进一步发展,并阻止铅性脑病对患儿生命的威胁。常用的治疗药物有二硫琥珀酸（DSMA）、依地酸二钠钙（CaNa$_2$EDTA）、二巯丙醇（BAL）和青霉胺,其中 DSMA 和青霉胺可以口服,EDTA 和 BAL 只能胃肠外给予。可根据铅中毒的严重程度、药物的效应和给予方式选择不同的药物。

由于铅和其他元素之间存在着竞争,因此还需要给患儿提供营养丰富的健康饮食,如富含钙的奶制品和富含铁的瘦肉等。由于维生素 D 能帮助钙吸收,维生素 C 能促进铁吸收,因此每天还应当补充适量的维生素 D 和维生素 C。

五、预防

（1）培养儿童养成勤洗手的良好习惯,特别应注意在进食前一定要洗手。

（2）给儿童勤剪指甲,以去除隐匿在指甲缝中的铅尘。

（3）经常用湿拖布拖地板,用湿抹布擦桌面和窗台。

（4）购买玩具和学习用品时一定要确认是无铅产品,并且经常清洗玩具和其他儿童用品。

（5）不要带儿童到汽车流量大的马路、铅作业工厂、蓄电池厂、含铅汽油加油站附近玩耍。

（6）直接从事铅作业劳动的家长下班前必须按规定洗澡、更衣后才能回家。

（7）以煤为燃料的家庭应尽量多开窗通风。

（8）儿童应少食含铅量较高的食物,如松花蛋、爆米花等。

（9）使用含铅的自来水管道的地区,每日早上用自来水时,应将水龙头打开放水 3～5 分钟,尽量将可能遭到铅污染的水放掉。

（10）儿童应定时进食,因为空腹时铅在肠道的吸收率可成倍增加。

（11）保证儿童的日常膳食中含有足够量的钙、铁、锌等。

本章小结

本章阐述的基本问题有:

○ 1. 幼儿常见营养性疾病的种类和基本概念。

○ 2. 幼儿常见营养性疾病的病因、主要表现、诊断要点。

○ 3. 幼儿常见营养性疾病的处理原则和预防。

基本要点

　　本章在介绍幼儿常见营养性疾病基本概念的基础上,详细描述了幼儿营养不良、缺铁性贫血、肥胖症、锌缺乏症、碘缺乏症和铅中毒的具体表现、诊断要点和预防措施。早期发现营养性疾病可明显减少疾病对幼儿身体健康的影响,而这些疾病的康复往往需要一定的时间过程和家长、老师的精心护理,因此本章节内容旨在帮助广大托幼机构的老师在日常工作中尽早识别幼儿的一些异常营养状况,提醒家长及时带幼儿去专业的医疗机构就诊,并配合医生和家长做好必要的护理工作和防治措施,以使幼儿的体格能健康、快速地成长。

思考与探索

1. 幼儿期常见的营养性疾病包括哪些? 主要是由哪些原因引起的?

2. 缺铁性贫血的诊断要点是什么? 在日常生活中如何预防缺铁性贫血?

3. 儿童肥胖症的诊断要点有哪些? 对于肥胖症的儿童应该如何进行全面的干预?

4. 铅中毒对幼儿身体的危害有哪些? 如何帮助幼儿预防铅中毒的发生?

第八章
幼儿常见发育行为和心理障碍

本章将帮助你

◆ 了解幼儿常见的发育行为问题和心理障碍的种类和概念。
◆ 掌握精神发育迟滞、注意缺陷多动障碍、焦虑障碍和适应障碍等的成因和表现。
◆ 了解注意缺陷多动障碍、焦虑障碍和适应障碍的预防和干预方法或处理原则。

问题情境

　　轩轩是幼儿园小班的新生,他的家庭条件有点特殊,爸爸是残疾人,年龄也很大了,妈妈一个人开了一个小店维持一家人的生活,轩轩健康聪明,是爸爸妈妈的骄傲,也受到了父母全身心的关爱和无微不至的呵护。进入幼儿园第一周,他的状态还不错,老师同学也喜欢他。可是第二周,他居然就哭着闹着不愿去上学了。不管父母老师怎么劝说、安慰和保证,他就是不肯听,不停嘟囔着:"我不要去。"这之后的整个学期他都一直拒绝上学,吵闹不停,让老师和父母颇感苦恼。

　　分析:轩轩生活在一个特殊的家庭,父母长期的溺爱使他产生过分的依恋,一旦进入陌生环境就紧张不安,期望得到老师如同他父母一般的关爱,这是老师难以做到的。加之幼儿园里小朋友多,不能像在家里一样成为焦点,不能时时处处都得到肯定,容易产生强烈的心理落差。在家里作息随意而自由,而在幼儿园里则有各项规定,容易感觉受约束和限制。以上种种让刚入园的轩轩产生不快和抵触,久之则可能发生适应障碍。

　　本章将介绍常见的儿童发育行为和心理障碍,以期幼教工作者能对各种常见的心理行为问题及时识别和干预,促进儿童身心健康发展。

第一节 精神发育迟滞

 案例

> 兰兰5岁了,可是还不太会说话,学起东西来比其他的孩子都慢很多,大小便也不大能管理好,常常拉在身上。老师了解到她来自一个普通的和谐温暖的家庭,妈妈和爸爸都是知识分子,但是妈妈在怀孕的时候已经45岁了,兰兰生下来一个月,妈妈就发现她的外表跟其他的孩子有些不同,两只眼睛分得比较开,流口水一直到3~4岁,手脚软绵绵的不像别的孩子那么有力,她抬头、翻身、坐、爬、走都比别的孩子晚;到3岁左右才会叫爸爸妈妈。尽管如此爸爸妈妈还是很爱她,兰兰也一直很快乐,她喜欢跟小朋友在一起,性格十分温和。妈妈带她到医院检查过了,兰兰的智商是55,社会适应能力也有异常,遗传学检查显示她是一个21-三体综合征患者。老师知道这些情况后,更对她多了几分关照,根据兰兰的兴趣和发育水平为她选择游戏和学习内容,叫班上其他小朋友帮助她,带她一起玩。半年过去了,兰兰在幼儿园适应得还不错呢。
>
> 分析:21-三体综合征,又称先天愚型或唐氏综合征,较多导致儿童精神发育迟滞。伴体格发育落后和特殊面容,并可伴有多发畸形。产妇年龄过高(35岁以上)、过小(20岁以下)均是导致21-三体综合征发生的危险因素,兰兰的妈妈生她时已经45岁,是高龄产妇。她有特殊的面容,在很早的时候就表现出发育的落后,语言、社会性发展和生活能力等方面也落后于一般同龄儿童。智商测试和社会适应能力评估提示有轻度的精神发育迟滞。老师和父母对她进行细致耐心的教育,使得她可以健康快乐地成长。

一、概述

精神发育迟滞又叫智力低下,在国内外曾有过很多不同的名称,如大脑发育不全、精神幼稚症、精神发育不全、精神低能、智力薄弱、弱智、痴愚、愚鲁等。它并非单一的疾病,而是很多先天或后天的因素造成的精神发育受阻或者不完全。表现为显著的智力低下伴学习困难及社会适应能力欠缺。一般认为是本质缺陷,是不可逆的,也不大会进行性加重。

一般认为精神发育迟滞必须满足以下3个条件:①智力低于平均水平;②适应行为受损;③在发育阶段(18岁以前)起病。精神发育迟滞的概念曾数次调整,但这3条标准始终不变。

概言之,精神发育迟滞是由于遗传的、先天的或后天的种种有害因素,在怀孕出生直至18岁前这段时间损害了大脑的结构、功能,造成精神发育受阻或不完全,特征是显著智力低下伴学习困难及社会适应能力欠缺,一般不会进行性加重。

精神发育迟滞是致残的主要原因之一,发生率约为总人口的3%,农村高于城市,可能是由于农村卫生保健条件较差,造成脑损害的因素较多。此外,在偏远地区近亲婚配较多。男童患病率略高于女童。

二、病因

精神发育迟滞的病因十分复杂,出生前、围生期和出生后的任何引起大脑损伤或影响大脑发育的因素都可以造成,多种致病因素可共同出现。

1. 出生前病因 遗传代谢病如苯丙酮尿症等。染色体异常如唐氏综合征等。先天性颅脑畸形,如先天性脑积水等。

2. 母孕期病因 母孕期母亲在妊娠期中感染巨细胞病毒、风疹病毒、弓形虫感染;妊娠前三个月受感染对胎儿脑发育危害更大。母亲酗酒、吸烟、吸毒,接受放射线;母亲营养不良、内分泌异常、缺氧、高龄初产、先兆流产、多胎妊娠等。

3. 围生期和出生后病因 出生过程中早产、难产,出生后中枢神经系统感染、缺氧、外伤、中毒。早年因为贫穷或被忽视、虐待导致严重营养不良,与社会严重隔离、缺乏良性环境刺激、缺乏文化教育机会。

虽然医学技术发展,检查手段已有很大进步,至今仍有30%~50%的精神发育迟滞病因不明。

三、表现

精神发育迟滞主要表现是智力低下及社会适应能力欠缺。其程度轻重不一,心理测试可客观评估智力水平,按国际分类标准可分为以下5级:IQ 70~85 边缘智力;IQ 50~69 为轻度;IQ 35~49 为中度;IQ 20~34 为重度;低于20为极重度。也有只分为轻度 IQ 50~70 及重度 IQ<50 两级。

仅按智商划分程度轻重是不够的,患者常有社会行为异常,表现为适应环境能力、处理人际关系能力及学习和职业能力等欠缺,并可伴有情绪行为异常,如冲动行为、刻板动作、强迫行为等。

1. 轻度:占75%~80%,早年发育较正常儿童差,语言发育迟缓,有一定表达能力,往往在幼儿园后期或入学后才发现有学习困难,理解、抽象概括能力低下,分析综合能力欠缺,思维简单,经努力勉强可小学毕业,有一定社交能力,成年后具有低水平的社会适应及职业能力,智力水平相当于9~12岁正常儿童,表现温驯,缺乏主见,缺乏环境应变能力。

2. 中度:约占12%,自幼语言及运动功能发育均缓慢,语言发育差,词汇贫乏,不能完整表达意思,理解力、抽象概括能力等均差,学习能力低下,经过长期教育训练,部分可有简单的读写计算能力,成年后智力水平相当于6~9岁正常儿童,不能完全独立生活,经耐心训练可在监护下从事简单工作。

3. 重度:约占8%。婴幼儿期语言、运动发育更落后,只能学会简单词句,难以建立数的概念,不能接受学习教育,不会识辨危险,情感幼稚。长期反复训练可学会部分简单自理技能,但不能自理,终生需人照顾。成年后智力水平相当于3~6岁正常儿童。

4. 极重度:占1%~2%,多数患儿因严重躯体疾病等早年夭折。发育极差,走路很晚,部分终身不能行走,完全没有语言能力,不能分辨亲疏,不知躲避危险,仅有原始情绪反应,以哭闹、尖叫表示需求或不良情绪。偶有爆发性攻击或破坏行为,完全缺乏生活自理能力,终生需人照料。

精神发育迟滞多无躯体症状,但某些病因所致者则可有躯体、颜面、皮肤、手指(足趾)甚至内脏畸形,可有视力听力问题、癫痫发作、肢体瘫痪等。

四、处理和干预措施

(一)预防措施

1. 宣传教育 加强宣传教育,禁止近亲结婚,鼓励适龄生育,避免高龄妊娠。

2. 遗传咨询和产前诊断 对于家族中有精神发育迟滞患者或者已生育精神发育迟滞儿童的父母来说尤其重要。产前诊断可判断胎儿是否异常,是否需要终止妊娠。

3. 加强孕期保健和儿童保健 母孕期有害因素可损害胎儿脑发育,故孕期保健对预防精神发育迟滞非常重要。母孕期应注意营养,尽量避免接触有害物质,戒烟戒酒,避免服致畸药物,预防感染,做好产前检查。婴幼儿及儿童早期的疾病及意外所造成的脑损害,容易引起严重精神发育迟滞,故应避免发生脑缺氧,预防中枢感染、中毒,避免脑外伤,慎用药物以避免损害视、听神经等。应早期对婴幼儿及儿童进行语言及智力教育,重视儿童入学学习。

4. 早期治疗 对苯丙酮尿症等可以治疗的遗传性或内分泌障碍疾病及时诊治可避免影响正常发育,减少精神发育迟滞的发生。

(二) 幼儿园可采取的措施

目前对精神发育迟滞儿童的康复大多在特殊学校、培智学校进行,而在普通幼儿园学校进行一体化教育可使得精神发育迟滞儿童在与正常儿童的交往、活动、游戏中学到许多字、词、句,行为习惯也会受到好的影响,可促进智能发育。

在对精神发育迟滞儿童进行教育康复前,应全面评估其智能水平、语言交流能力、生活自理能力、情绪的稳定性、表达能力、自控能力等。还应注意其有无畸形或缺陷,有无贪食、食欲不佳、便秘和睡眠障碍等可能需要特殊照顾的问题。

在对精神发育迟滞儿童进行教育的过程中应注意保持安定和多种感官刺激的环境;重视老师与幼儿的融洽关系;教学计划、内容合适幼儿的发育水平,多种教育方法、训练手段综合运用;坚持重复的原则,及时奖励、强化正确良好的行为。学习过程中还应重视同伴的正确影响以及家长的参与与配合。

具体的做法有:①对儿童可能发生的问题做到事先估计和提醒。②对儿童付出努力时及时鼓励,这在精神发育迟滞儿童非常努力但得不到预期结果时尤其重要。③虽说精神发育迟滞儿童的教育应以正面教育为主,但当危害他人自己的行为出现时,应及时批评和给予相应的惩罚。④在给精神发育迟滞儿童解释和澄清道理时应注意用浅显的语言,结合具体的实例和他们的亲身经验进行反复说明。对精神发育迟滞儿童的教育还得多次重复,用几倍、几十倍于正常儿童的时间去重复才能看到效果。⑤精神发育迟滞儿童情绪不稳时,不应急于讲道理和批评,应先让他们从激烈的情绪中"停"下来,待停下来之后,再用温柔的语气、和善的态度和坚定的措辞稳定他们的情绪。⑥在对精神发育迟滞儿童的教学中,应用到丰富而又直观的教具,让他们亲自动手并且有机会回答问题,提升成绩和自尊,进而提升其积极性和进取心。⑦设置丰富的文体活动也有益于锻炼精神发育迟滞儿童的意志力、协调人际关系的能力。

此外,需注意的是:精神发育迟滞儿童的心理行为问题往往从幼小阶段开始,曾经经过家人多年纠正无效,故纠正起来费时费力且教学成果不易巩固,幼教老师需对这一现象应有所预期和准备。

(三) 家庭指导

家庭是精神发育迟滞儿童的第一个学习环境,并且家庭的照顾贯穿精神发育迟滞儿童成长和康复的始终,故在对精神发育迟滞儿童的康复和教学中也应对其父母等进行支持和培训。每个家庭都有自己的特征,在对精神发育迟滞儿童的康复中应以儿童和家庭的需要为基础,可将康复干预活动融合到每天的日常生活中,让儿童在相对宽松的家庭环境和氛围中进行学习和训练,促使其快乐学习和全面康复。

此外,精神发育迟滞儿童对家庭是一种较重的负担,其康复期长,结局不理想,易形成儿童父母的长期心理压力;精神发育迟滞儿童与正常儿童的差距及社会对他们的偏见甚至歧视都会给父母造成巨大的经济压力和心理压力。因此在关注精神发育迟滞儿童的同时应关注父母的心理健康,给予他们支持和帮助。

(四) 诊疗建议

精神发育迟滞是出生以来或自幼就有的精神发育受阻或不完全,精神发育一贯落后于其年龄。所有18岁以后出现的智力衰退不属于精神发育迟滞。

必须全面检查,应注意有无身体畸形,肤色及毛发有无异常。有无视力听力问题、语言功能障碍等。应测查智商及社会适应能力,智力测试可根据年龄选择不同测试工具。脑电图、计算机断层成像(CT)、磁共振(MRI)、遗传学检查等有助于诊断。

此外,需注意以下情况不属于精神发育迟滞:

1. 精神发育暂时性迟缓 儿童慢性躯体疾病、病后虚弱状态、营养不良、服用镇静药物或环境不良、学习条件欠缺等,都可造成儿童精神发育迟滞、思维贫乏,易被误认为智力低下,改善生活、学习条件或身体康复后,智力可迅速恢复。

2. 癫痫及药物影响 癫痫,频繁的痫性发作及服用抗癫痫药物可以使患儿困倦、呆滞,类似智力低下。

3. 精神与心理疾病 儿童精神分裂症亦可表现有学习和成绩低下,但多无真正的智力低下。注意缺陷多动障碍常有注意力不集中,学习成绩差,不守纪律,适应社会能力差等,但检查其智力常在正常范围,经督促成绩可显著改善,服药治疗综合干预可好转。

4. 视、听障碍以致适应环境及学习困难 早年耳聋严重者有语言发育障碍,容易误认为是精神发育迟滞。某些脑病所引起的失语、失用、失读、失写,亦影响学习及语言能力,但其一般智力良好。

5. 部分正常儿童 正常儿童中亦有部分儿童语言能力、运动功能都发育缓慢,但一般理解及适应环境能力正常;一旦功能发育,能迅速赶上正常儿童,在各方面都不显落后。

主要的干预方法包括两大类:

1. 病因治疗 多数精神发育迟滞不能根治。对于一部分遗传代谢病、先天颅脑畸形的婴幼儿,如能早期诊断及早期干预,可避免发生严重智力障碍。益智药无肯定疗效。

2. 教育及训练 对于多数轻度精神发育迟滞儿童,随着年龄增长,脑功能亦有缓慢改善,故特殊教育及耐心辅导能帮助其智力及功能提高以适应简单职业需要,不少最终能够自主。对此类儿童,最好能设立特殊学校,由专门教师,通过长期、耐心的教育和辅导,很多在成年后仍可过接近正常人的社会生活。重症及极重症精神发育迟滞儿童需终身照料,但仍可通过长期训练,使其具备简单卫生习惯及基本生活能力。

第二节 语言障碍与言语障碍

案例

乐乐说话在同龄的孩子中算比较早的。一岁半的时候,他的语言表达已经很清晰,口齿也很伶俐。可近来快 3 岁的乐乐说话突然结巴起来。有时一句很简单的话,他结结巴巴半天说不出来,要花老半天才能把话说清楚。现在,妈妈一看到乐乐说话就着急,想这孩子咋变笨了呢?

分析:其实乐乐这种情况在 2～3 岁儿童中是非常常见的,绝大部分属于正常现象。接下来将阐述儿童语言和言语发育中的常见问题,帮助正确判断和应对儿童的语言障碍。

语言和言语障碍是儿童期常见的发育问题,由于其对语言发育本身和随之产生的交流和学习的负面影响,越来越引起儿科医学工作者和儿童教育工作者的关注。

语 言 障 碍

语言障碍是指某人存在表达性语言(分享自身的观点和想法)、感受性语言(理解他人所说的内容),或应用性语言(语言的社交应用,如目光接触、解码非语言的信息、礼貌的请求、保持话题等)方面的困难。语言迟缓指发育过程中的儿童其语言发育遵循正常规律,但未达到与其年龄相应的水平,表现为年幼儿童的语言特征。语言迟缓是 2 岁时最常见的发育性问题之一。2005 年对上海市 0～3 岁儿童的语言调查结果显示,24～29 个月的男女儿童语言发育迟缓的检出率为 16.2% 和 15.2%,30～35 个月时仍分别有 8.3% 和 2.6% 的男女儿童符合语言发育迟缓的筛查标准,学龄早期语言障碍发生率约为 7%。

一、病因

语言是人脑的高级功能,是一种社会认同的、有规则的表达观点的符号系统。有些儿童由于发育迟缓(如神经系统疾病、染色体和部分遗传代谢性疾病等)或发育障碍(如孤独症谱系障碍),难以在生活中获得有意义的经验,并影响概念的形成和符号的使用,所以语言的产生延迟或出现障碍。有些儿童虽然已经在日常生活或游戏中发展出足够的概念和符号，由于听觉刺激的缺乏（听力障碍）或不良的语言环境（缺乏交流或语言刺激与儿童的发育水平不相符），导致语言缺失或语言产生的延迟。

 二、评估

当发现儿童的语言发育落后或不同于同龄儿童的语言特征，应及时由专业人员评估儿童的听力、认知、语言、发音器官、躯体疾病和家庭语言环境。

 三、干预和处理原则

儿童语言治疗的主要目标是在日常交流和教育环境中提供儿童可能进行信息沟通的途径，因此，这一目标的制定是依据儿童的年龄、语言障碍的严重程度和疾病的原因等因人而异的，但有效的干预必须家庭成员和教育工作者在治疗场景之外提供有效的支持。

1. 幼儿的语言干预 以游戏形式为主的干预可能更易使 3 岁前儿童获益，因为在游戏中儿童和家庭成员创造了丰富的语言交流的环境，儿童新的沟通行为也在半结构化的游戏场景中得以强化，同时也为父母示范了在家庭中可以开展的语言刺激活动。该年龄儿童的语言治疗不建议以认卡片或认单词的形式进行，同样，看电视或 DVD 的方式也不利于促进其词汇学习和沟通技能的获得。语言治疗形式可概况为"3A"：①让儿童作引导（allow）：参与到儿童有兴趣的活动中，并围绕此活动与儿童进行交流；②调整自己的说话方式（adapt）：与儿童面对面，并保持视线基本在同一水平；通过慢速、简单、重复和伴手势的表达方式，使儿童更容易理解治疗师/父母的语言；解说儿童所发出的声音、动作或手势；必要时可结合场景进行适当的提问；③增加新经验和词汇（add）：通过示范和提示增加儿童新的游戏内容和游戏方式，并在交流中增添新的词汇和内容，如命名人和物，描述人、物、场景，谈论感受，解释可能的原因，展开联想或推测等，也可对儿童的表达进行扩展和延伸。

2. 前语言阶段的干预 处于前语言阶段的儿童尚不能用单词交流，干预的目标是利用儿童所具备的非言语沟通技能，如手势、姿势、特殊的手语等，建立一个可靠的沟通方式。当儿童已经建立起表达基本需求的可靠方式时，非言语的技能被延伸，并可最大限度地促进表达性语言的发育。治疗师应在儿童采用非言语形式表达的同时帮其"配音"，既帮助儿童沟通成功，又使其聆听到想表达的语言。随着沟通技能的提高，绝大多数儿童的口语发声也会增加。

言 语 障 碍

当一个人因嗓音、流畅度或构音与正常标准明显不同，且引起他人的关注时，称之为言语障碍。学龄前儿童言语障碍的发生率为 10%～15%，学龄儿童约为 6%。

 一、病因

言语是表达性语言在口腔中的运作过程，是呼吸、喉部、软腭和构音运动的复杂协调所产生的。儿童绝大多数的言语障碍与功能性的错误学习有关，或者因器质性的疾病影响了口、咽、喉的结构或神经肌肉的功能所导致，如唇腭裂、肌营养不良、脑瘫等。言语包括嗓音、流畅度和可理解性 3 个方面，其发生机制各不相同。

1. 言语的可理解性 言语的可理解性随年龄增长逐渐完善，同时也随儿童的认知发育、呼吸和构音器官的协调运动完善而逐渐发展。言语的可理解性包括构音和共鸣。构音问题是儿童期更常见的问题。儿童在学习讲话时的典型表现是将成人的讲话简化，如将"脸/lian"说成"眼/yan"。这样的简化在 24 个月时应该开始减少，36 个月时在没有神经肌肉异常的儿童中应该消失。持续的言语问题可能提示某些发音的学习或构音的协调存在困难。在各年龄组中最常发生的、最典型的 3 种错音类型是"发音部位前置"（如将"公公"说成"东东"）、"发音部位后置"（如将"东东"说成"公公"）及"塞音化"（如将"x"发成"q"，"s"发成"c"）。"塞音化"随年龄增长消失得很快，而"发音部位前置"则持续时间比较长。共鸣问题则主要表现为鼻音过重或过轻，鼻音过重要考虑腭裂、黏膜下腭裂、神经肌肉功能障碍影响软腭功能；发声中无鼻音产生则可能与增殖体肥大有关。

2. 嗓音 最常见的嗓音问题是声音嘶哑，可能与声带结节等问题有关。

3. 流畅度 儿童时期出现的口吃现象并非真正意义上的口吃，一般称为"发育性不流利"，是指发生于 5 岁前暂时的言语不流利现象，表现为言语间断、重复和延长等现象，主要发生的时期是儿童开始学习语法，将单词组合成句子的时候。当儿童熟练掌握了句法规则，能够完整说出一句话的时候，口吃就自然消失了。约 80% 患有发育性不流利的儿童可以自然恢复。关于口吃的成因有多个理论模型，比较适合儿童的是"要求和能力模型"，它认为当环境对儿童讲话流利程度的要求超出了儿童的认知、语言、运动或者情感能力时，口吃就产生了。

二、评估

言语障碍尤其是构音障碍的儿童应常规做听力测试，排除听力障碍或部分／一侧听力丧失，同时进行构音评估和口腔功能评估。如儿童表现为嗓音的问题，则应转诊五官科作相应的检查，排除咽乳头状瘤或声带结节。鼻音过重要排除腭裂、黏膜下腭裂、神经肌肉功能障碍影响软腭功能。发声中无鼻音产生则应检查是否有增殖体肥大。

三、干预和处理原则

1. 正确应对正常言语发育进程中的发音错误 音节首辅音的出现和习得是有一定规律的，对于儿童刚出现或尚未习得的辅音，不应急于去纠正，而是应该帮助其学习。建议家长慢而清晰地对孩子说话；当孩子所说的话不清楚时，不要为了纠正孩子的发音而打断他（她）讲话；可在孩子说完后，重复他（她）的错误发音，然后将正确的发音示范给他（她）听。

2. 言语障碍的干预

（1）构音障碍的治疗：当儿童的言语可理解性或音节首辅音的出现和习得明显落后于正常年龄范围，则应进行专业的言语治疗。治疗应在言语评估的基础上，根据辅音发音错误的特征进行个体化的治疗。治疗的原则是在儿童能够分辨正确和错误发音的基础上，循序渐进地进行音素水平、音节水平、单词水平和句子水平的治疗。如果儿童存在构音器官运动协调的障碍，则应进行相应的口腔功能训练如吹、吸、舌体运动等，以提高口腔的本体感觉，改善构音器官的协调运动。

（2）发育性不流利的矫治：一般不需要特别矫正和治疗，但需要为儿童营造一个温馨的语言环境，帮助其顺利渡过这一时期。建议家长采取以下方法：

- 不要刻意提醒或指出孩子讲话不流利。
- 耐心倾听孩子讲话的内容，及时对他讲的内容做出反应，而不是指出他的口吃。
- 让孩子用自己的词汇慢慢将想要表达的话说出来，不要打断，也不要催促他；在他实在找不到词汇时，适当给予一些提示。
- 在孩子讲完话后，等待 1~2 秒，再慢慢地、平静地做出应答。
- 每天至少花 5 分钟时间与孩子谈话，做到语速缓慢、语言简单、轻松愉快。目的是示范慢速、流利的言语，帮助孩子句法规则的掌握。

少数儿童除了说话不流利外，还伴随以下情况，可能提示容易发展成慢性口吃，应及时向专业人员求助：口吃时伴随面红、面肌紧张或呼吸不畅、身体抽动、眨眼等；伴随回避行为，如排斥打电话、发言、与陌生人说话等；孩子很介意自己口吃；有口吃的家族史。

69

第三节 行为障碍

案例

小齐是幼儿园大班的小朋友,平时像个小猴子一样,蹦上蹿下的,即使上课的时候,也坐不住,东张西望,有时还随便离开座位。老师在讲课,小齐却自己玩自己的。一下课就在走廊里跑来跑去,经常满头大汗也不觉得累,午睡时间很难安静下来。虽然小齐喜欢和小伙伴们一起玩,但总是戳戳这个小朋友,推推那个小朋友,因此在班里没几个小朋友喜欢与他交往。老师给予小齐足够的耐心并且运用了行为纠正方法,但都效果不佳。

注意缺陷多动障碍(ADHD,又称多动性障碍,多动症)是儿童时期的常见心理行为问题之一,主要的表现是:与同龄儿童相比,表现为明显注意集中困难、注意持续时间短暂、活动过度及冲动。虽然通常入学后才做诊断,但个别严重者在学前也可做诊断,以便尽早干预。ADHD是一种脑发育的障碍,具有生物学基础。注意缺陷和多动/冲动是核心症状,往往伴有学习困难、对立违抗、情绪等问题。

注意缺陷多动性障碍

一、病因

在学龄儿童中诊断ADHD的比例估计为3%~7%,男孩与女孩的比例为4∶1。ADHD与其他精神疾病高度共病,约2/3的ADHD患者共患另一种精神疾病,如对立违抗障碍(ODD)、品行障碍(CD)、抽动障碍、心境障碍、学习障碍等。ADHD的病因学至今尚不完全明确,遗传起到了70%~80%的作用,而环境因素的作用只占20%~30%。尽管如此,环境(主要是家长抚养方式)的改善对于帮助缓解ADHD有着重要的作用。

神经心理学研究提示ADHD的核心损害是执行功能缺陷,抑制能力不足和工作记忆缺陷是比较显著的,此外,ADHD儿童的计划能力、灵活转换、言语流畅性,以及情绪自我调节能力、心理理论方面均存在一定不足,从而导致了ADHD患者的学业完成困难,或者达不到其智商应有的水平,以及同伴关系不良、亲子关系紧张等。

二、表现

注意缺陷的症状主要包括:①在学习或其他活动中不能仔细注意到细节,或常发生粗心所致的错误;②在学习或游戏活动时,注意难以持久;③与之对话时心不在焉,似听非听;④不能听从教导以完成功课作业、日常家务(并非因为对立行为或不理解教导);⑤难以完成作业或活动;⑥逃学、不喜欢或不愿意参加那些需要精力持久的作业,如做功课或家务;⑦遗漏作业或活动所必需的东西,如玩具、课本、家庭作业、铅笔或其他学习工具;⑧易受外界刺激而分心;⑨遗忘日常活动。

多动-冲动的症状主要包括:①手或脚有很多小动作,或在座位上扭动;②在教室里,或在其他要求坐好的场合,擅自离开座位;③在不合适场合过多地奔来奔去或爬上爬下;④不能安静地参加游戏或课余活动;⑤一刻不停地活动,似乎有个机器在驱动他;⑥讲话过多;⑦在他人(老师)问题尚未问完时便急于回答；⑧难以静等轮换；⑨在他人讲话或游戏时打断或插嘴。

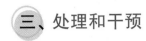 三、处理和干预

(一) 早期识别

因为 ADHD 不完全是因为孩子故意调皮或偷懒,也不完全是因为家长或老师没有能力约束好孩子,而是一个实实在在的大脑功能发育障碍所致的疾病,所以早期识别,早期带孩子进行适当的评估,采取适合孩子的管理方式,尤为重要。虽然 ADHD 较多见于学龄儿童,但是最早可在 3 岁左右即出现症状,幼儿的多动症状更容易受到关注。作为幼儿园老师,可以观察一下,在整个班级中,如果某位幼儿表现为不分场合过多地奔跑或爬上爬下,难以安静下来,上课比同龄儿童显得坐不住,甚至擅自离开座位,很难专心听课,容易受外界刺激而分心,完成活动时不注意细节,粗心大意,丢三落四等,那么最好与家长取得联系并告知孩子在幼儿园的表现。请注意,作为老师,你并不是打算干涉家长们如何去抚养孩子,而只是建议他们带孩子去正规的、专业的机构找医生获得关于 ADHD 的评估、诊断和建议。特别重要的一点是,请不要在家长和专业医生见面之前就断言孩子是 ADHD。

(二) 幼儿园中的措施

作为老师,可以通过尝试下列方法来努力帮助 ADHD 幼儿管理他们的行为。

1. 控制分心来源 让 ADHD 的孩子待在一个能让他尽可能维持注意力的地方,例如老师旁边,这样你就可以随时提醒督促他,最好是远离门窗的位置,从而避免外界的信息干扰他。

2. 帮助集中注意力 老师和这个 ADHD 幼儿建立秘密手势或信号,通过这种方式来提醒他们集中注意力,同时又避免了当众批评他,影响他的自尊心,也可以让孩子自己选择他喜欢的被提醒的方式。

3. 根据环境做出变化 如果发现孩子坐不住了,经过提醒也无效,那么说明他开始感到厌烦以至于坐立不安了,这时候可以提问他,从而让他站起来一会儿,或者让他去帮你拿个教具,帮你给其他小朋友发点东西等等,给他机会下座位走动一会儿。

4. 课后活动 帮助班里的同学接纳和帮助 ADHD 孩子,ADHD 儿童常招惹其他人从而导致伙伴关系不好,更加影响他们的自尊心以及将来的人际关系,因此,尽量鼓励 ADHD 儿童,教会他们正确的伙伴相处方式,同时也教导伙伴们发掘 ADHD 儿童的长处,帮助他们应对问题。

5. 其他 如果以上策略都不管用,你也不要过于苛责自己,更不要放弃,可以坐下来与同事们,与孩子的家长们,甚至与孩子的主治医生,讨论应对的策略。

(三) 家庭指导

作为家长,首先要正确了解关于 ADHD 的科学知识,客观且平静地对待孩子的 ADHD 症状,既不要过分忽视纵容,也不要过分严苛细节。以下是一些与 ADHD 儿童相处的建议:

(1) 建立常规的家庭规则,让孩子有规则可循。明确告诉孩子,哪些行为是你希望他出现的。学会赞扬希望出现的行为,忽视轻微的不良行为。避免惩罚孩子自己无法自控的行为,要明白做规矩和惩罚之间的区别。

(2) 在时间允许的情况下,分段完成作业,尽量提供安静的学习环境,避免可能分散注意力的刺激来源。

(3) 学会对即将出现问题的场景做出预期,帮助孩子做好准备工作。

(4) 清晰准确地给出命令:给予指令之前要先获得孩子的注意力,然后用尽量简短的,类似发短信一样的方式给出具体的、单步骤的指令,甚至可以在记事本上写下来避免孩子忘记。使用"当你……就会"的指令模式,例如当你出现不良行为时,大人就会没收某个奖赏物。

(5) 多发现 ADHD 儿童的其他优点,发挥其长处,保持他们的自信心和自尊心。可以以贴星星或者积分的方式来记录孩子获得的奖励,鼓励他们长期坚持下去。

（6）必要时寻求帮助：实际上，符合诊断的 ADHD 儿童是需要获得专业治疗的，否则对儿童的学业、将来的发展影响都非常深远。因此带孩子去专业的机构获得相应帮助。

（四）诊疗建议

一般来说，对于 ADHD 儿童最佳的治疗方式是采取个体化的综合治疗方案，包括药物治疗和非药物治疗。原则上 6 岁以下幼儿不选择药物治疗，仅在病情对多方面造成严重不良影响生活时才谨慎选择。目前证明对 ADHD 儿童有效的常用的非药物治疗方法包括：①行为矫正：治疗学前儿童 ADHD 的主要方法，针对目标靶行为，采用合理的强化、消退和惩罚的方式，以增强和巩固良好行为，减少和消退不良行为；②执行功能训练：针对 ADHD 儿童的核心损害，如抑制能力、工作记忆、时间管理等执行功能缺陷，训练儿童相对应的执行功能，通过反复练习而内化执行功能，同时教导父母如何通过改善儿童的生活环境而促进孩子执行功能发展完善；③认知行为治疗：通过自我言语指导，让孩子学会停下来，看一看，听一听，想一想，而控制多动冲动行为，通过改变拖延造成的难以完成任务的负性认知，来促进启动；④社会生活技能训练：ADHD 儿童除了学业存在一定困难外，其与父母、老师、伙伴相处也存在社交困难，从而影响自尊心，通过训练 ADHD 儿童的生活及社交技能，促进其改善行为问题；⑤父母培训：ADHD 父母需要采取特殊的亲子抚养方式，以更好地帮助孩子克服问题，发展功能，如采取合理的期望，予以合适的指令，建立必要的规则，多采用正性鼓励，与孩子进行有效的互动活动以促进孩子的康复；⑥其他非药物治疗，如感觉统合训练、脑电生物反馈、平衡仪训练等，有研究报道对改善 ADHD 症状存在一定帮助。

抽 动 障 碍

 案例

君君妈妈发现最近半年来君君总是不停地做怪动作，右边眼睛不停地眨，在眼科看了没发现什么问题，后来眼睛不怎么眨了，又出现耸鼻子和伸脖子，妈妈以为是坏习惯，可提醒和惩罚似乎没有什么作用，怪动作反而越来越多了。妈妈还发现，怪动作在看电视做作业时比较多，如果是在户外散步，做轻松的体育运动，怪动作就会减少。君君这是怎么了？是不是妈妈所认为的坏习惯呢？

抽动是一种不随意的、快速、反复出现的身体某部位肌肉或肌肉群的非节律性运动或发声。抽动总体上可分为运动抽动和发声抽动，根据涉及肌群的多少和症状的复杂程度，又可分为简单抽动和复杂抽动。

抽动多起病于儿童时期，一般 5～7 岁起病，可早至 2 岁发病，10 岁达到高峰。曾经有过暂时性抽动症状的人数比例可高至百分之十几，多数儿童的抽动症状到青春期减轻或完全消失，少数可持续至成年。

 一、病因

抽动障碍的病因及发病机制尚不清楚，涉及遗传、神经生物、神经免疫和社会心理等各种因素。起病年龄越小，越与生物学因素有关。有些儿童在发生症状前有局部躯体因素疾病造成的不适（如炎症）、疲劳、某些药物、发热可加重抽动，属于过敏性体质的儿童容易发生抽动，但经常是原发问题缓解后抽动仍然持续。在心理因素中，各种原因造成的紧张、压力大、焦虑、兴奋、应激都会引起或加重抽动，放松可以缓解抽动动作或发声。

二、表现

抽动症状的种类非常丰富,单纯性抽动如眨眼、耸肩、歪头、皱额、转颈、鼓肚子、抽鼻子、喉咙发声、清嗓子、吼叫、干咳等;复杂抽动如跳跃、单脚蹦、控制不住打自己、重复特别的音节、词句(有时是秽语)、重复言语等。抽动症状是不自主的,可能短时间受意志控制。多数病例在睡眠时明显减轻或消失,也有少数因抽动而导致明显的睡眠问题。

抽动障碍可分为以下3种类型:①一过性抽动障碍:抽动持续不超过1年;②慢性运动或发声抽动障碍:运动和发声不并存,持续1年以上;③发声与多种运动联合抽动障碍:又称Tourette's综合征(TS),多种运动性抽动和发声抽动。

判断要点:①突发、快速、短暂而局限性的运动;②无节律性;③不自主,无痛苦,能克制短暂时间;④反复发作,睡眠时消失,应激加重;⑤非神经系统障碍所致。

三、处理和干预

(一)预防措施

抽动症状的发生及加重经常存在一定的诱因,因此平时尽可能注意以下事项,在某种程度上可避免抽动的加重。如预防感冒,家长或老师避免过度关注、苛责甚至勒令孩子终止抽动症状,避免孩子过度兴奋、紧张或疲劳,避免孩子过长时间地看电视,玩电脑或接触其他电子媒介产品等。

(二)健康教育

家长和老师接受关于抽动症的健康教育十分重要,大家需要了解抽动是一种疾病,并非孩子故意恶作剧或调皮,因此对孩子要避免歧视责骂,也要避免过分关注。作为幼儿园老师,可以在借故支开儿童的情况下对班里其他学生做好健康教育工作,希望同学们不要对儿童捉弄嘲笑。作为家长,避免过分关注或严厉阻止孩子的抽动症状,因为这样的话,反而可能导致孩子紧张不安,加重抽动症状。家长需要平时注意合理安排生活,消除环境中对孩子症状产生不利影响的因素,同时注意情绪疏导,避免孩子因为自己的症状产生过分的担忧和自卑情绪。家长可以带领孩子一起练习深呼吸和肌肉放松,一方面缓解家长自己的焦虑情绪,一方面通过放松练习也可以帮助孩子对抗抽动症状。

(三)诊疗建议

短暂而轻微的抽动一般无需药物治疗,平时注意避免加重抽动的因素即可。但是慢性的、长期的或者复杂的、严重的抽动,则建议接受治疗。不同程度的抽动症状有不同的药物进行治疗,如果儿童在抽动症的基础上合并有其他问题,如注意缺陷,情绪问题,强迫症状等则需要合并使用其他的药物来一起治疗。除了药物之外,习惯逆转训练、放松训练对抽动也有一定帮助。

对立违抗性障碍

 案例

康康虽然才5岁,可脾气不小,只要被老师批评,他就会大发雷霆踢打老师,怎么也制止不了。发生任何问题他都会把自己的责任推得一干二净,总觉得是别人的错,或者是客观环境造成的。妈妈爸爸要他做什么,他就偏不。还跟爸爸妈妈顶嘴,摔东西摔门。康康这是脾气的问题吗? 爸爸妈妈该怎样才能管得住他呢?

对立违抗障碍多见于 10 岁以下儿童,主要为明显不服从、违抗、或挑衅行为,品行已超一般儿童的行为变异范围,但没有更严重的违法或冒犯他人权利的社会性紊乱或攻击行为。只有严重的调皮捣蛋或淘气不能诊断本症。

 一、病因

对立违抗障碍的发病机制是复杂的,迄今没有一致确认的结论,既涉及个体生物学素质,又涉及儿童的生理-心理-社会特征,还受到家庭、社会等环境的很大影响。其中,家庭环境因素是儿童对立违抗障碍的成因中最为关键性的原因,主要包括:家庭严重不和睦,缺乏爱的、温暖的亲子关系,双亲对孩子缺乏监督或监督无效,双亲对孩子的管教过严或不当,不良的社会交往等。

 二、表现

对立违抗障碍的临床表现是:①常与成人争吵,与父母或老师对抗;②经常暴怒,好发脾气;③常拒绝或不理睬成人的要求或规定,长期严重的不服从;④故意招惹干扰他人;⑤把自己的错误或不良行为归咎于别人;⑥易被别人激怒;⑦常怨恨他人;⑧常怀恨在心,心存报复。

 三、处理和干预

(一) 预防措施

由于对立违抗障碍的治疗比较棘手,预防就变得更为重要。预防的一个重要任务就是提高父母亲的文化教育素质,以改善和加强儿童的家庭教育。双亲在抚养孩子时,要避免管教不一致,既不要过于粗暴也不要过于纵容溺爱。双亲要善于教育和引导,使得孩子顺利完善社会化过程,学会社会规范和行为准则,确立正确的是非道德观。其次,幼儿园和学校环境是孩子进一步发展社会意识的重要基地,注意培养学生的良好行为习惯。社会预防也具备重要的作用,应该形成一套完整的,保护儿童的社会网络系统。

(二) 幼儿园可采取的措施

虽然对立违抗障碍与家庭因素关系紧密,但某些孩子在幼儿园也会表现出同样的行为问题,而老师如果采取了合适的应对方法的话,在一定程度上能改善幼儿园环境下的儿童行为。首先要跟孩子讨论他的不良行为,与孩子讨论为什么这个行为不被接受,存在哪些危害,需要他做出改变的理由是什么。取得孩子的理解和配合是进行行为矫正的第一步。接下来明确告诉孩子,当他再次出现这个不良行为时,需要付出怎样的代价,如奖赏物被没收,玩耍时间被扣除等,与之相反,如果出现了老师希望他表现的良好行为时,则可以获得奖赏物或得到额外的玩耍时间等。通过这样的方式,持之以恒,达到改变儿童行为,减少其不良行为的效果。在这个过程中,如果孩子的不良行为非常严重,如大声发脾气,摔东西,攻击他人等,则需要对其进行暂时隔离。以最短的时间,最少的指令,尽量少的肢体接触,将孩子带到指定的位置(需要是安全的、枯燥的),要求他单独待 3~5 分钟,等其冷静下来之后,再与他讨论刚才的行为。需要注意的是,暂时隔离是一个很容易被操作不当,从而难以起到治疗效果的技术,因此,如果老师在尝试过程中觉得比较困惑的话,可以与其他老师、家长,甚至孩子的治疗医师来进一步探讨。

(三) 家庭指导

儿童的家庭系统对对立违抗的预防和治疗很重要。这类儿童的家长通常有某种基本的教养方法缺陷,因此需要在专业人员的指导下,发展有效的教养方法,这是改变儿童对立违抗行为的主要机制。包括学习恰当的强化和纪律要求技术、与孩子有效的沟通和问题解决、协商策略。行为管理包括如何使用简单而有效的行为矫正技术、意外管理等,鼓励家长与孩子的积极互动。对于很多问题家庭还需要有其他支持,如抑郁、生活压力和婚姻危机干预。

(四) 诊疗建议

目前尚无针对对立违抗障碍的特异性治疗方法,单一治疗效果较差,通常采用个体化的教育、心理治疗、行为矫正治疗、情绪和冲动控制技巧训练、父母培训/家庭治疗,及药物治疗相结合的综合治疗模式。其中药物治疗一般作为辅助治疗,主要用来缓解对立违抗障碍儿童伴随的其他问题。

刻板性运动障碍

 案例

丽丽从小总是吃手咬指甲,妈妈说从来没有给她剪过指甲,每次拿起她的手来看,总发现指甲是光光的,不知道什么时候被咬掉了。家里人想了很多办法,给她戴指套,在手指上涂黄连、辣椒水,可是都不管用,妈妈气急了会打她两下子,可并没有帮助,有时候打过之后还咬得更凶了。丽丽这个习惯到底是不是病呢? 能治好吗?

刻板性运动障碍是一种随意的、反复的、刻板的无意义(常为节律性)运动,不属于任何已知的精神或精神科病态。非伤害性动作包括摇摆身体、拔毛、捻发、作态地弹指和拍手,刻板性自伤行为包括反复撞头、打耳朵、戳眼睛、咬唇或身体其他部位。

 一、表现

刻板性运动在幼儿中最常见的是咬指甲、吮手指,这是儿童时期较常见的现象,原因并不很清楚,长期存在则成为一种行为问题,对生活带来不利。正常婴儿约 90% 有过一段时间吃手指的现象,但仅 5% 的儿童在 4 岁后仍保持这种行为,6~11 岁的儿童有 2% 仍有吃手指的习惯。

孩子出生 6 个月左右开始经常吸吮手指,有人认为是出牙期间牙龈痒而形成的习惯,另据推测可能与要求获得一种自我安慰的心理有关,正如吸吮奶头或奶嘴一样,吸吮手指可以给婴儿带来一种满足,正常的需要若得不到,如饥饿、缺乏母爱、不被关注,则以吸吮手指来获得安慰,时间长了形成习惯,即使年龄大了,但当受到挫折、内心矛盾或恐惧不安时仍然用小时候的办法来获得自我安慰。

 二、处理原则

短时间内一过性的刻板行为不需特别纠正,会随年龄增长而自然消失。如果刻板行为持续较久,或者对孩子平时的生活、学习、身体健康产生了影响,则需要干预。以行为矫正为主要治疗方式,可用转移注意、游戏的方式减少孩子的刻板行为,或者寻找替代物,学习无伤害性的替代行为。以吮手指为例,从孩子婴儿时期就给予适度的关爱,孩子大了以后避免给孩子造成紧张、孤独的情况;其次,不要老是盯着孩子吃手的行为而指责甚至打骂,这样虽然孩子表面上减少了吃手,但背着父母却更加严重地吃手。应让孩子手中多做一些有趣的事情,以丰富多彩的活动和与同伴的交往吸引孩子的注意,让孩子的生活充实起来,达到逐渐减少啃手的目的。咬指甲的干预原则也一样,注意消除紧张因素,多进行手工活动,学会放松技巧,如在紧张要咬指甲时双手紧握拳或是手中拿个玩具。在行为矫正过程中,要持之以恒,家长不要面对孩子表现出过分着急的样子。必要时可予以一定的药物治疗。

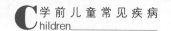
第四节　情绪障碍

案例

　　一个月前丽丽的爸爸妈妈因家务事吵架，妈妈一气之下去外婆家住了一夜，这之后丽丽总担心妈妈会离开自己。在幼儿园也不安心，常常发呆。中午也要老师带自己去找妈妈，老师婉拒之后安慰丽丽，她反而哭了起来，说："想妈妈了，怕妈妈走了。"最近一周坚决不肯上幼儿园，一步也不离开妈妈，妈妈多次保证，丽丽还是不放心，怕妈妈骗自己。

　　丽丽表现不安、烦躁，不愿与妈妈分开的强烈担心影响了她的生活和学习。终日焦虑不但对儿童的社会功能造成影响，久之也会使儿童的性格成长出现问题，如过分敏感、自卑、恐惧、犹豫，过分注意自身的不适和变化。

　　日常情况下儿童有些情绪反应如痛苦、悲伤、愤怒、烦恼等多是正常的，几天过后就会恢复正常。有很多的儿童情绪问题是情绪发育阶段的突出化，不构成十分肯定的质的变化。但是，儿童的情绪障碍却不同，可能持续时间长达数周数月以上，环境改善后仍不好转，并可能影响到他们的日常生活、学习和交往。临床上常见的儿童情绪问题表现有焦虑、抑郁、恐惧、适应障碍、强迫症、癔症等。如果这些情绪问题的严重程度和持续时间达到相应的诊断标准时，则成为障碍。

　　儿童情绪障碍不易明确分成不同的类型。一般认为特发于儿童期的情绪障碍较少延续到成年阶段，发生在这两个年龄阶段的情绪障碍大多无必然的关联。由于儿童心理和生理均未发育成熟，且所处环境不同，儿童情绪障碍与成人相比有较大差异。

幼儿园可采取的预防措施

　　（1）幼儿园环境的设置应符合幼儿的心理行为特征，选择幼儿感情所需的物品，小沙地、游戏角等都容易让儿童情绪放松。设置"谈心角"和"感觉盒子"等场地和游戏来引导幼儿说出感受和表达情绪。

　　（2）幼儿园老师应以身作则，注意自己的一言一行，以良好的心态、平和的语言和公正的态度言传身教，能起到潜移默化的作用。

　　（3）为幼儿营造安全、接纳和尊重的心理环境。使其形成良好的心理感受，产生积极的情绪体验，这也是幼儿形成自我情绪调控能力的基础。老师应关怀、接纳、尊重、支持，以平等交流、共同分享的态度与幼儿接触。

　　（4）提高幼儿觉察自我情绪变化的能力。帮助其觉察自身和他人的情绪变化，从熟悉情绪用语和解读面部表情、肢体动作开始。从基本的情绪（高兴、悲伤、生气等）到复杂的情绪（嫉妒、愧疚、骄傲等），用认识图片、绘画、讲情绪故事和编儿歌等方式轻松认识情绪。

　　（5）引导幼儿表达和调节自身情绪。帮助幼儿正确认识、分析触发其情绪反应的情境，帮助幼儿学习和选择以恰当的对自己和他人无害的方式表达和宣泄情绪。多提供机会让幼儿说出自己心里的感受。应注意幼儿不具备完善的情绪认识和表达能力，也可以结合运用转移注意的方法，以运动、绘画、游戏等活动来疏导和缓解消极情绪。具体方法示例："海龟式控制法"，让幼儿通过学习海龟，在思绪混乱的时候想象"把头和四肢都缩进自己的壳里"，蜷缩胳膊再接着走三步，让自己平静下来，然后和老师讨论遇到的问题和自己的感受。

　　（6）培养幼儿积极的心态。鼓励其乐观看待自己和他人，发现自己的优势，做好自己的事情的同时以积极的方式看待和评价他人。不应鼓励过于好胜的心态,不应强调排名和分数。改变以"听话"与"不听话"、"乖"与"不乖"来给幼儿评价,改变只注重结果不重视过程的观念。重视儿童的个体差异,以多元标准来评价和接纳每个幼儿,让每个幼儿都得到成功体验,减少挫败感。给幼儿担当责任的机会,可设置"小小岗位"让幼儿负担起责任,给所有幼儿尤其是有情绪问题的儿童以表现机会,增强其自信心。

此外,还应注意家校联合,幼儿园老师和幼儿父母家人及时恰当的沟通,共同以良好的教养态度促进儿童情绪发展和预防情绪问题的发生。

焦 虑 障 碍

焦虑障碍是最常见的儿童情绪障碍,以不安和恐惧为主,无明显原因的或不现实的、先入之见式的情绪反应,伴恐惧、不安的认知和心慌出汗等躯体不适症状。小年龄儿童的焦虑易发生在与父母分离时,他们拒绝与父母分开,不愿上幼儿园,担心分开后父母不要自己、父母发生意外等;学龄儿或较大的儿童中尤其性格胆小、多虑的孩子则常过分担心完不成作业、害怕表现不好,或为一些在别人看来微不足道的小事而紧张、担忧。要区分看待的是,在儿童发育过程中可能出现的害怕、恐惧,这些害怕是切合实际的(如担心与抚养人分离、怕陌生人),还是不太切合实际的或过分的担心。特发于童年的焦虑障碍主要包括儿童分离性焦虑、儿童恐惧症、儿童社交性焦虑障碍(儿童社交恐惧症)、儿童广泛性焦虑症等。

一、病因

儿童自身因素、家族史和环境因素对焦虑的发生、发展都有重要作用。父母的性格敏感、缺乏自信、易紧张、易焦虑,孩子也自幼对身体和外界变化较敏感,容易紧张,因而在不利的环境因素刺激下就易发生焦虑,广泛性焦虑障碍儿童的自身因素更为明显。家庭和环境因素有:不恰当的教养方式(溺爱、忽视、虐待)、不安全性依恋、父母离异、与父母分离、亲人亡故,学习负担过重,受惊吓以及周围环境突然出现的较大变化等应激生活事件和创伤经历。

了解焦虑症状的发生与发展,需要来自多方面的信息,包括儿童本人、家长或抚养人、老师等长期与儿童相处的人。焦虑是否是与特定的刺激有关,社会和家庭中是否对焦虑的存在有强化因素。如果焦虑的表现导致了回避性行为(如日常生活受限),就达到了较严重的程度。了解儿童的生长发育过程、家庭教养方式和社会环境情况,包括焦虑障碍的家族史、个人成长经历中的相关事件,环境和同伴交往情况以及社会能力。家庭中是否存在经常强化焦虑的情况,例如,儿童没有被鼓励要适当地分离,反而奖励不分离(如当儿童拒绝离开时被给予过多的关注)。

二、表现

焦虑表现在情绪、行为、躯体表现3个方面。

1. 焦虑体验 没有明确对象和具体内容的担心,整天惶惶不安,提心吊胆,总感到似乎大难临头,危险迫在眉睫,不能明确存在什么危险和威胁,不知为何如此不安。年龄较大的儿童可能会诉说自己的紧张不安和烦躁,而幼小的儿童则只会以哭闹来表示。

2. 行为表现 烦躁、哭泣、吵闹而且难以安抚,或是胆小、黏人、惶恐不安,大龄儿可表现为紧张、恐惧、抱怨、发脾气、摔东西、不主动与人交往、不愿上学、注意力不集中、坐立不安等。

3. 躯体表现 气促、心慌、胸闷、多汗、口干、头晕、恶心、呕吐、腹部不适、食欲减退、尿频、遗尿、便秘、睡眠不安、多梦、肌肉紧张、颤抖、抽搐等。但儿童的自己反映的表现及躯体表现均较成人少。

三、处理和干预原则

采取综合干预措施效果较好,一般以心理行为干预为主,药物治疗为辅。家长参与很重要,对儿童的干预应与家长教育结合起来。一般情况下,需家庭、老师、心理医生三方面的积极合作问题才能得到有效的解决。

1. 心理行为干预 以心理支持和认知行为干预为主,如系统脱敏法、榜样示范法、角色扮演、想象、行为奖励、放松训练、游戏等。对 3、4 岁后有一定认识领悟能力的幼儿,教给积极的自我言语,如"我可以控制"、"我会好起来"、"没关系",矫正不恰当的观念,教给应对方法。鼓励进行有规律的体育活动。

对于分离焦虑,建立应对分离的新反应方式,鼓励儿童和家庭尽量正常生活。对于拒绝上幼儿园或上学的儿童,排除其他分离之外的恐惧因素,然后逐级练习,适应分离,令儿童尽快回到学校。

2. 家长教育和家庭干预 面对孩子的焦虑,家长不要也显得紧张不安,更不要对孩子或是百依百顺或是训斥,而要尽力保持镇静,弄清楚产生焦虑的原因,采取相应的处理方法,给儿童提供一个稳定和支持性的家庭环境对预防和治疗焦虑有重要意义。家长需要参与治疗过程,了解焦虑发生和持续的原因,明确治疗目标、过程和预后。教给父母和其他主要抚养者应对儿童焦虑的策略和如何给做榜样,尽量减少心理社会应激或创伤事件。

家庭干预:经过家族史和家庭情况的了解,家长本身有心理问题者需要同时进行干预,改变家庭成员的精神躯体症状、焦虑、抑郁等问题,改变管束过多关心过少、过分保护苛刻要求的不良教养方式和不良的家庭功能。

3. 学校和社会干预 了解与儿童在学校适应不佳、拒绝上学有关的学校和社会因素,排除非分离所致的不愿上学的原因,如被欺负或担心学业失败、学习困难等,给予相应处理。

4. 药物治疗 严重焦虑时,可选择药物治疗。学前儿童尽量不用药。

分离焦虑和恐惧性焦虑往往随着年龄增长而减轻或消失。社交性焦虑和广泛性焦虑如果得到早期、有效的干预也能较好地恢复,但仍有以后发生同类或其他类型焦虑的倾向。

四、学前儿童常见的焦虑障碍

1. 分离性焦虑障碍 分离焦虑是一种相当常见的焦虑障碍,在幼儿常见,与分离或依恋对象(如主要的照养人、亲密的家庭成员)分离或将要分离时产生过度的焦虑。多见于 6 岁前,但实际上 6 岁以上儿童也经常出现。

 案例

> 3 岁的童童就像妈妈的跟屁虫,哪怕在家他也一直尾随着妈妈,让她一个人待在房间里也不行,这天午睡时妈妈出门买东西了,童童醒过来没看见妈妈就哇哇大哭,要叫奶奶带着去找妈妈,奶奶叫他给妈妈打电话,他反复问妈妈什么时候回来,要妈妈保证一定马上回来。电话挂上没多久,他又要奶奶拨妈妈手机。妈妈想送他去托班,可是到了幼儿园门口,童童硬是哭着闹着趴在妈妈身上不肯下来。试了一个月都不行,所以妈妈只好把童童带在身边。童童妈妈应该怎样让童童克服困难顺利入园,不再那么黏妈妈呢?

(1)表现:对分离的恐惧是焦虑的中心,通常表现为明显的焦虑症状:不现实地和反复地担忧依恋对象的安全,担心与依恋对象分离时受到威胁。没有主要依恋者陪伴就不肯入睡,面临分离时过分忧伤(如发脾气),做与分离有关的噩梦,非常想家(被分离时渴望回家或与抚养人联系),常伴有腹痛、心慌等躯体不适,并持续相当一段时间不能改善而且影响儿童的正常生活。

(2)干预:发现过分依恋的倾向就应开始预防分离焦虑和拒绝上学的出现。例如,每年咨询检查,教给家长健康的分离技术,处理家庭应激和同伴关系的方法。对有心理问题的家长进行咨询和治疗。例如,改善家庭和幼儿园、学校环境,创造有利于儿童适应的环境条件,减轻儿童压力,增强儿童独立自信的能力。放松、游戏、音乐、绘画和讲故事有助于儿童减轻紧张,调节情绪。

2. 社交性焦虑障碍 对陌生人的持久或反复的害怕或回避,其程度超出了正常同龄人的水平,并影响了儿童的学习与生活。但同时仍能与家人和熟悉的人保持正常的交往。

 案例

> 丽丽从小就胆小,在家里跟爸爸妈妈、爷爷奶奶在一起显得轻松活泼,可是一带她出门,她就蔫了,紧紧地闭着小嘴唇,见到陌生人直往妈妈身后躲。见到别的小伙伴她也不会走上前,总是远远地看着,一句话也不说。丽丽现在 3 岁了,妈妈想把她送到早教班,可她总说肚子不舒服不想去。妈妈也知道丽丽怕生人、怕人多的地方,医生说这是儿童社交恐惧症。

(1) 表现:患儿经常对自己有消极的先入之见,对其行为有自我意识,表现出尴尬或过分关注,如怕自己说话或行为愚蠢、怕当众出丑、怕被同伴拒绝、怕说话脸红、怕当众失败等。对新环境感到痛苦、不适、哭闹、不语或回避,同伴关系、学校功能和家庭功能因社交恐惧而受损。年幼的儿童往往不能认识到自己在社交场合的过分不安,而是表现为行为问题,如不肯离开父母、见人就发脾气、拒绝与朋友玩、以躯体不适为由回避社交场合。在学校和家中的恐惧有不同的表现。

(2) 干预和注意事项:心理干预是最常见的手段,系统脱敏对年长儿童效果较好,对年幼儿童则应注意发挥家庭和父母的作用,对父母进行儿童管理培训,增加技能训练增加儿童自信,常规体育锻炼,开展集体活动,鼓励儿童参加社交有助于幼儿增强应对能力克服社交焦虑。

要注意的是,很多人都会经历短暂的社交羞怯和焦虑,遇到陌生人年幼儿会经历一段时间不能放松,这是在某些正常发育阶段的特征,但仍需加以注意,儿童社交焦虑如不得到适当应对和处理可能会持续其整个青春期。社交焦虑儿童也会拒绝上学,但拒绝上学有多种原因(如分离性焦虑),应仔细评估儿童拒绝上学的动机。

3. 广泛性焦虑障碍 简称广泛焦虑症,是指持久、过分和不现实的担心,没有特定的对象或情景。可以发生在学前阶段,但较青少年少见。儿童自身因素、家族史和环境因素对该障碍的发生、发展都起着不可忽视的作用。女性多于男性。

(1) 表现:患儿烦躁不安、整日紧张、无法放松,常眉头紧锁、姿势紧张,并且坐立不安,甚至皮肤苍白,手心、脚心、腋窝多汗,颤抖。存在不能控制的对多种事件或活动的过分焦虑和担心,至少已 6 个月。在同样的环境中,这类儿童比其他儿童更过分地担心自己的成绩和能力,担心个人和家庭成员的安全,或担心自然灾害和将来要发生的事件。担心的内容有多种,可以变换,而且这种担心很难转变。过分担心使儿童的日常生活、学习和完成其他活动的能力受损。不安全感导致儿童经常反复寻求保证,干扰了他们的个人成长和社会关系。广泛性焦虑儿童的个性经常过分顺从、完美主义、自我批评,坚持重复做不重要的事情以达到他们认为"好"的标准。

(2) 应对方法:放松训练,如胸、腹式呼吸交替训练,音乐疗法,绘画和沙盘游戏均能缓解焦虑促进身心发展。注意不给孩子贴标签,对孩子进行积极关注。鼓励孩子从事体育运动和手工活动,学会表达情绪和需要。

4. 恐惧性焦虑障碍 恐惧也属于焦虑范畴,是对某些物体或特定环境产生强烈的害怕和回避,这些物体或环境种类很多,因年龄而异,可同时恐惧几种事物,常见的有:猫、狗、毛毛虫等动物,在高处、学校、黑暗和人多的场合等情景。根据恐惧对象的不同,将恐惧症分为 4 大类:①动物:狗、蟑螂、老鼠、蛇等;②自然事件:黑暗、乘电梯、密闭空间、洪水、高空等;③损伤:死亡、流血、疾病等;④社交:害怕发言和人多的地方。通常这些物体和环境并不一定是有危险的,但当儿童的害怕和回避大大超过了客观的危险程度,并因此产生回避和退缩,对儿童的生活、学习和交往造成明显的影响,这可能就是异常的恐惧了,达到了恐惧性焦虑的范畴。如上面案例中的军军。如果很少接触恐惧的对象则对日常生活影响不大。

案例

军军特别怕狗,在幼儿园里看动画片中有狗都会大叫起来,看到有狗的图片也会紧张。有一次在妈妈送军军上幼儿园的路上,远远地见到一只穿马路的狗,军军顿时脸都吓白了,直往妈妈怀里躲,一步也不肯往前走了。

分析:小孩一般都胆小,但是妈妈认为军军对狗的担心和紧张远远超过其他同龄孩子的水平。也带他到心理门诊看过了,医生说军军这种情况是"儿童恐惧症"。

要注意的是,恐惧是儿童期常见的一种心理现象,发育过程中某一段时期几乎每个儿童都有明显的恐惧反应,不同年龄阶段有不同的恐惧对象,0~2岁怕很响的声音、和养育者分离、陌生人和大的物体;3~6岁害怕黑暗、雷鸣闪电、动物昆虫、独自入睡、想象中的事物;7~16岁害怕更为现实的事件,如损伤、疾病、成绩、死亡、自然灾害、暴力事件等。但是,随着年龄增长时过境迁,恐惧会自然好转,并不影响儿童的社会功能,用分散注意力的方法可以缓解的,不能称之为恐惧症,是儿童发育过程中的正常现象。

该问题的产生和儿童的气质以及意外事件发生等有关,间接接触到不良事件也会触发儿童的恐惧体验。内向胆怯依赖性强的儿童容易产生恐惧,车祸、被袭击等意外事件也是恐惧的重要诱因。

(1)表现:幼儿的恐惧主要表现在情绪、认知、行为和躯体不适等方面。

1)恐惧情绪:如遇到恐惧对象或事件,儿童立即会出现恐惧情绪和躯体反应。恐惧程度因人而异,一般来说离恐惧的对象越近,恐惧的程度就越强烈,当无法逃避时,恐惧更显著。

2)认知表现:会过于担心自己受到所害怕对象的伤害,如"狗咬我,我就会死掉了"等,但年幼儿童往往说不出自己的这类担心。

3)回避行为:因为恐惧,儿童会极力回避恐惧的对象或事件,从而影响日常生活和社会功能。

4)躯体表现:心慌、心跳加速、气促、胸闷胸痛、颤抖、出汗、窒息感、恶心呕吐、站立不稳、眩晕、不真实感、失控感。除流血恐惧外,一般不会真的晕倒。

(2)应对方法:在生活中尽量避免在儿童毫无准备的情况下,突然受到惊吓和刺激。避免恐吓孩子、在孩子面前过于夸大一些事物的潜在风险。儿童恐惧症需综合干预,以心理治疗为主。

心理支持,通过疏导、鼓励、耐心地询问其担心与害怕,做出解释和指导,教给其放松技术。行为干预包括系统脱敏法、冲击疗法、暴露疗法、正性强化法、示范法等,结合支持疗法、松弛疗法,音乐与游戏治疗等,可取得较好的效果。严重者可考虑药物治疗。以下列举几种具体方法。

1)心理支持:理解和接受儿童的恐惧情绪,对害怕的对象进行解释说明,例如对看见闪电、听见雷声就害怕的儿童说明产生电闪雷鸣的原因,就会帮助他们减轻对雷电的害怕。教给其深呼吸和做愉快想象等放松方法。

2)示范法:为儿童呈现一定的行为榜样,以引起儿童模仿良好行为的一种治疗技术。儿童的许多行为是通过观察和学习而产生的,模仿与强化一样,是学习的一种基本形式。通过一个正面的榜样,可以是动画片中的虚拟人物也可以是身边的模范,不仅能使儿童获得良好的行为习惯和品质,还能帮助儿童克服害怕的情绪。

3)树立信心和寻找方法:儿童的害怕经常是由于缺乏克服害怕的信心,以及处理特殊情形的经验。例如,害怕独睡的孩子往往从小呵护较多,不知如何独自应付环境或事件,或受到过负面的暗示(如听说有坏人、听恐怖故事、看恐怖片等)。要对孩子进行积极的暗示和指导,让其感觉自己有能力独自入睡,在独睡时应怎样做,遇到特殊情况怎么处理。独睡的时间可以由短到长,由同床到同屋再完全独睡,但家长不可因孩子害怕而放弃培养其应对的能力。

4)抵消法:让能引起害怕的刺激与能使儿童愉快的活动并存,以愉快活动产生的积极情绪克服由害怕刺激引起的消极反应。例如:对怕猫的小儿,在让他看猫的时候,同时给他最喜欢吃的或玩的东西,以抵消其恐惧情绪,如此反复,恐惧会逐渐减轻。

5)系统脱敏法:根据儿童害怕的对象设计一个引起害怕的程度由轻到重的等级表,让儿童在放松的状态下逐级训练。用图片、录音、录像、言语或其他方法向儿童呈现害怕的对象,并要求儿童想象害怕的对象,想象的同时放松,直至此级的害怕消失,再升级想象更害怕的内容,最终使最害怕的刺激变得中性化。

适 应 障 碍

案例

　　4岁的丽丽上幼儿园已经半年多了,可是每到周日晚上,想到第二天要去幼儿园,还是会精神紧张、不安哭泣。周一早上早饭也吃不下,恶心呕吐,想不去幼儿园,勉强送到幼儿园门口却不肯进去,爸爸妈妈走了之后她会站在门口哭泣,勉强被老师领进去之后倒能够安静下来。而到了周六、周日和节假日则没有以上表现,心情好,睡得香,早饭也吃得很好。

　　分析:丽丽这是在装病吗?还是她对幼儿园的生活没适应好呢?

　　随着幼儿年龄增长,不可避免要从家庭的个体生活走向外界,走向幼儿园集体生活,由于环境和接触的对象不同,行为方式和生活方式的必然变化会让儿童感到不习惯、不适应,甚至产生胆怯和恐惧的心理。有的幼儿出现哭闹、回避,甚至连进食和睡眠都受到影响。此外,当儿童的生活有突发事件、不良事件发生,如转学、改变居住环境、亲近的人突然长期离开或死亡、自然灾害、突发事故,儿童也可能因此出现情绪和行为紊乱和适应不良,一般不超过六个月。适应问题的发生还与儿童的气质特点和家庭教养方式有关,那些气质偏退缩、适应能力弱,在家中被过分溺爱、很少与外界接触的幼儿,更容易发生适应困难。

一、表现

　　适应问题的表现多样,情绪上可为焦虑、抑郁,感到不能应付等;行为上可以表现为,重新出现幼稚行为(尿床、吸吮手指、说话稚气),或发脾气、冲动攻击行为,多数有适应问题的儿童还会拒绝上幼儿园或上学。

　　儿童的适应问题较多地表现在新入园时对幼儿园环境的适应困难,即所谓的入园适应困难。多数幼儿刚上幼儿园会有哭闹等不适应的表现,但随着时间推移能较好适应,但个别幼儿会在数月后仍哭吵难安,无法配合幼儿园的作息和活动。

二、干预和注意事项

　　干预应以心理干预为主,一般的方法如心理支持、疏导和认知调整。如何帮助学前儿童较好地适应幼儿园环境呢,家长和幼教工作者需要做好以下工作。

　　1. 提前熟悉幼儿园　在幼儿正式入幼儿园之前应允许提前进入幼儿园中熟悉环境,预防入园适应困难,尤其对气质退缩、适应能力弱的幼儿。

　　2. 正面引导,放宽要求　带着幼儿走走、看看幼儿园的环境,如参观活动室、玩具橱、游戏室等,体验幼儿园小朋友们欢乐的活动场面,让适应良好的小朋友多陪伴和影响,让其对幼儿园产生肯定和信任;对短时间内适应困难的儿童,可适当放宽要求,循序渐进,最终完全适应。

　　3. 耐心鼓励,循序渐进　对幼儿和蔼可亲,给予言语鼓励,先单独给孩子讲故事、玩玩具,再请一两名其他小朋友来一起玩,直到逐渐适应。对于哭闹严重的儿童,可以让家长陪孩子上幼儿园半天,直到孩子适应。

　　4. 家校联合,培养能力　为减少学前儿童对幼儿园生活制度的不适应,可建议父母在家安排与幼儿园相适应的作息时间,早睡早起,每天中午睡午觉等。向父母强调培养自理、自立能力,让幼儿自己吃饭,自己大小便,自己脱衣上床睡觉。在家适当参加家务劳动,如剥豆、取物等;外出时,有意让其多接触人和事,减少依赖性。

三、预防原则

（1）加强适应性培养、生活技能训练和承受挫折的能力。

（2）在改变环境之前做好充分的心理和行为准备。

（3）在改变环境后的适应期中给儿童更多的关心和支持。

（4）对适应性低的儿童尤其应重视循序渐进、逐步进行强化训练。

（5）在重大的突发事件、灾难中，应及时在专业人员指导下采取保护儿童的应急措施和干预。

儿童抑郁症

 案例

> 明明是5岁男孩，近两个月家人和老师都发现他显得特别烦躁，容易生气，跟同学也容易闹别扭，常常哭，说自己很笨，恍恍惚惚注意力也不集中，抱怨没人喜欢自己，对参加幼儿园的活动也没了兴趣，吃饭少了，睡觉也不好了。
>
> **分析**：学龄前的孩子会患抑郁症吗？他们的抑郁症表现和成人又有什么不同呢？

精神医学领域几十年来众说纷纭，有相当部分学者认为儿童不表现明显的抑郁症状，直到20世纪80年代才对儿童抑郁症有了一致的看法。儿童抑郁是以情绪低落为主的一组心境障碍，约有20%的儿童会出现抑郁症状，4%左右符合临床诊断。多发生于青少年，少见于8岁以下儿童，近年来有年轻化的趋势。女孩较男孩多见。儿童的抑郁往往是通过与其年龄水平相当的行为问题表现出来。

 一、病因

儿童抑郁与遗传、环境、个体特征、不良事件等多种因素有关。其危险因素如下：①儿童自身因素，如慢性病、女性、父母抑郁家族史、使用某种药物；②社会心理因素，如儿童期遭受虐待、社会经济地位低下、失去亲人；③其他，如焦虑障碍、学习困难等。

 二、表现

儿童抑郁与成人抑郁有较大不同。由于学前儿童的情绪发展、语言和认知发育尚不成熟，较少能讲清楚自己的内心体验，往往表现为哭泣、退缩、活动减少、游戏没兴趣、食欲下降、睡眠障碍等；部分也会表现出头痛、腹痛、胸闷气促、疲劳、食欲下降等躯体不适症状。另一类较明显的症状是行为异常，表现为攻击行为、破坏行为、多动、逃学、说谎、自伤等。应注意：因为儿童抑郁表现不典型，且难自述、少求助，父母难以察觉，如果病史仅依靠对儿童的询问，有约1/4的患儿会被漏诊，如果仅靠询问父母，有一半会被漏诊。

1. 婴儿期抑郁 主要是由于婴儿早期母子分离对婴儿的情绪行为影响所致，婴儿6个月以后已经和母亲建立起依恋关系，此时若分离可出现不停啼哭，若能行走和说话则四处寻找父母，易激动，约一周后这种抗议情绪减少而表现出抑郁、退缩，对环境没有反应，失去兴趣，食欲缺乏，体重减轻，发育停滞，睡眠障碍，对疾病抵抗力下降。这又称婴儿依恋性抑郁症。

2. 学龄前期抑郁 由于学习和认知能力在这一年龄还未充分发展，主要通过非语言的表达来观察抑郁情感，如不愉快的面容（视线向下、嘴角下垂）、身体的姿势、声音的音调、语言的速度和活动的水平等。儿童对抑郁的体验能力有限，其抑郁心境主要为感受不到快乐，兴趣丧失，对过去喜欢的游戏也没有兴趣，食欲下降,睡眠减少,不与小朋友玩耍,常常哭泣、退缩、活动减少。

3. 学龄期抑郁　除了与学龄前期儿童相同的临床表现之外,还可以有自我评价低,自责自罪,注意力不集中,记忆减退,思维能力下降。活动减少,兴趣减退,拒绝参加学校活动,丧失对玩耍的兴趣,或玩耍活动的次数减少。可产生抱怨厌烦情绪,如抱怨没有朋友,反复出现自伤自杀的念头。此期儿童已经能述说其感到不愉快或有自杀的想法,以及对活动缺乏兴趣,注意力不集中,睡眠减少等。

三、干预和注意事项

部分学前儿童的抑郁情绪可在数周内自然好转,有的却在数月后仍没有明显改善。若儿童抑郁症状明显且症状持续,则需要医学干预。常见的治疗方式有抗抑郁药物治疗和心理行为治疗。

心理干预在儿童抑郁症中有重要作用,常用的有心理支持、行为矫正、认知干预和家庭干预。

心理支持对儿童所表现的困惑、疑虑、恐惧不安、发脾气、冲动和痛苦给予充分理解,在此基础上劝导、鼓励、反复保证以减轻患儿的怀疑、恐惧、焦虑紧张和不安。行为矫正使行为朝预期的方向转变或恢复到原来的正常行为。家庭干预须儿童和家庭成员共同参与。情绪与行为模式既与先天遗传因素有关,同时也是后天习得,儿童既接受父母和祖辈的遗传素质,后天又受到其行为模式的影响。另外,家庭成员间的关系、养育的态度及家庭出现的种种问题都可能成为影响治疗的因素,所以在对抑郁症儿童进行心理治疗的过程中,须强调父母参与和家庭影响的重要性。

在幼儿园教育中,老师应积极回应儿童的情绪反应,无条件接受孩子的情感,能适时规范其不适当的行为,并教导其如何调整情绪,表达情绪,寻求帮助和解决问题。在平时的教学中应细致观察儿童的情绪变化,了解其不良情绪产生的原因,儿童在得到老师的理解之余还能在老师的帮助下用语言来表达情绪、解决问题,这对健康人格的塑造有着潜移默化的作用。

强　迫　症

案例

5 岁的君君从小就是一个做事特别认真的孩子,妈妈说在他还不会走路被抱在手里的时候,每次进楼道都要由他来揿开关,有次妈妈有急事没让他揿,他整整哭了一个下午。在刚学会穿衣服的时候,他也一定要穿戴得整整齐齐,每次穿不好,就要脱掉重穿,有时候只等着他穿好衣服就出门了,他还在磨磨蹭蹭,为此妈妈伤透了脑筋。最近君君开始写字了,如果写得不横平竖直,自己不满意就要擦掉重来。有时候一个字反反复复要写十次之多,严重影响到他书写的效率。君君的表现是什么问题呢?

强迫症是一种明知不必要,但又无法摆脱,反复呈现的观念、情绪或行为。强迫症在年幼儿童中少见,相比之下在年龄大些的儿童中多些。这些孩子的智力正常,很多时候反强迫(想要减少强迫的想法或行为但又欲罢不能)的体验并不明显。

一、病因

儿童的先天素质、性格基础、父母不良性格的影响、教育方法不当等,均与本症的发生有关。孩子病前常有过于严肃、拘谨、胆小、呆板、好思考、不活泼的表现。孩子的父母也常有胆小怕事,过分谨慎和拘谨、循规蹈矩、按部就班、追求完美、缺乏自信心、遇事迟疑不决、不善改变、过于克制呆板等不良性格特征。父母对孩子过于苛求,如对清洁卫生过分要求,对生活刻板规矩等,可能是诱发本症的原因。孩子严重的疾病、外伤,突然的严重的精神创伤,或长期处于过度的精神紧张状态,精神负担过重等,均可成为诱发因素,促使症状出现。

二、表现

强迫思维是指一种思想反反复复、持续地出现,这种思想可以包括一句话、一个数字、一个想法、一件想象的事物、回忆的往事、一个冲动的意念、一种情感体验等。在学龄儿童中我们也会观察到有的儿童会反复怀疑自己事情没有做好、患上某种疾病,有的则反复回忆某件事、某句话,如被打断,就必须从头开始,因怕被打扰而情绪烦躁。

儿童强迫症更多地表现为强迫的行为,强迫行为或强迫动作是指反反复复的动作或必须按某种规则或程序而做出的动作,如强迫数数、反复洗手、反复计数、数道路的地砖、路上的车和人,反复检查物品是否还在、门窗是否关好等,以及反复做一套有先后次序的动作,这些动作往往与"好"、"坏"或"某些特殊意义的事物"联系在一起,在动作做完之前被打断则重新来过,直到满意为止。强迫症状的出现往往伴有焦虑、烦躁等情绪反应。明知没有什么意义、是多余的,想摆脱却摆脱不掉,浪费了时间,影响了孩子的生活和学习,孩子自己也感到痛苦,情绪低落。

三、干预和注意事项

有强迫的表现不等于强迫症,在儿童正常发育的过程中也可能出现看起来像强迫的现象,例如,走路数格子,反复折手帕,一定要折得很整齐,做一种特殊含义的动作,做好了就很舒服,否则就情绪不好。与病态强迫所不同的是:他们对此并不感到苦恼,反而会感到有意思,愿意去做,这种情况持续一段时间后自然就消失了,并不对生活和学习造成影响。如果儿童的强迫表现影响到儿童正常的睡眠、交往、学习等则须考虑就医。药物治疗是治疗强迫症的主要方法之一。行为干预或认知行为干预是能成功地处理儿童强迫症的最常用的心理干预方法。家庭干预也是干预强迫症的重要方法,通过家庭干预能消除父母的疑虑,纠正其不当养育方法。

癔 症

 案例

> 兰兰上大班,平时活泼开朗,唱歌、跳舞都很不错,老师一直表扬她,并经常让她领舞、领唱,班上也总有几个女孩子围绕在她左右,最近换了新老师,因为发现兰兰太爱表现自己而不给其他小朋友机会,就适当减少了给兰兰"争先"的机会,有一次还因为兰兰对其他小朋友不礼貌而当众批评了她。兰兰慢慢变得不肯说话,而且总说肚子痛,或说脚麻走不动路,不肯参加体育活动,老师就对她又关心起来。但久之,王老师很惊讶地发现,平时总围在她周围的三四个小女孩居然表现出跟兰兰差不多的问题:都说肚子痛,腿发麻。爸爸妈妈带她们去医院看过了,检查却没有发现问题。聪明活泼的兰兰和她身边的小朋友怎么了?

癔症又称歇斯底里,现在一般称作分离(转换)性障碍,由情绪因素,如不良生活事件、内心冲突、暗示或自我暗示等所诱发,主要表现为感觉或运动障碍,可有意识状态改变,症状无躯体疾病作为基础。儿童癔症有明显的集体发作特征,女童多发,农村较城市多发,经济文化落后地区集体癔症发作较多。

一、病因

儿童癔症发作常由于情绪因素所诱发,如委屈、气愤、紧张、恐惧、突发生活事件等均可导致发作,多有父母教养方式不当,性格幼稚,表现情感丰富、有表演色彩、富于幻想。躯体疾病、疲劳、体弱、睡眠不足等情况下容易促发。首次发作的诱因明显,而以后的发作则不一定有明显的诱因,可能是在别人谈论其发作或本人回忆发作体验的暗示效应下发作。

由于儿童的暗示性较强,所以也会出现集体性发作,如前述兰兰的小伙伴,兰兰因为躯体症状再次受到老师关注,给了那些与她要好的小伙伴一个榜样。集体发作往往出现在教室、课堂、操场或医院病房内。集体发作在学校中发生时,可迅速发展至同班或各个年级,发作比例可多达学生总数的1/3~1/2。相关诱因可导致集体性恐惧和焦虑而发作,如面临考试、教师过于严厉、注射预防针、同班同学死亡或受伤、脑膜炎流行等。有些宗教迷信活动、灾难、突发生活事件、战争、社会变迁等也可促发集体癔症发作。

二、表现

癔症表现具有以下共同特征:①症状身体疾病作为基础;②其表现变化迅速、反复不符合躯体疾病的规律;③自我为中心,一般在引人注意的地点、时间内发作,表现夸大和具有表演性;④暗示性强,容易受自我或周围环境的暗示而发作,亦可因暗示而加重或好转。

儿童癔症表现多为:兴奋性反应(哭闹、狂笑、烦躁等);抑制性反应(嗜睡、瘫痪、失语等);退化性反应(幼稚行为等)。

表现主要分为两大类。①精神心理表现:幼儿表现为大哭大闹、四肢乱动、屏气、面色苍白或青紫、大小便失控等;较大儿童呈烦躁、哭闹、冲动、砸物、揪发、撕衣,或地上打滚抽搐。发作时可有意识改变,如"昏厥",但"昏厥"的特点是缓慢倒地并倒在无危险地方、无大小便失禁,发作后部分情节被遗忘。发作时间长短不一,时间长短与周围人的关注态度和程度有关;在人多且易引起周围人注意的地方,持续时间较长。②躯体表现:表现为运动障碍和感觉障碍。以痉挛发作、瘫痪、失明、失聪、失音等为主。如跌倒昏迷状,四肢挺直,四肢瘫痪而不能走路或手部不能活动,突然说不出话或声音嘶哑等。这些躯体障碍均可找到精神因素,患儿对这些躯体障碍的态度并不急切,经暗示治疗可很快好转。

三、干预原则

干预方法为综合性,包括心理干预、家庭干预、改善环境和药物治疗等。

干预应注意个体化,即根据个性、心理特点、病因、所处的环境制订方案。详细了解原因,消除儿童的紧张情绪,告知该病可以治愈,重树自信;避免不必要的治疗及检查以免紧张、恐慌而加重症状;避免家长负面语言或行为暗示,消除导致癔症发作的负性精神因素。改善学校与家庭环境,消除诱因。家庭、教育机构以及有关社会环境的作用至关重要。改变不恰当的养育态度和对儿童行为的反应模式,关注积极行为,忽视消极行为,避免继发获益。

1. 暗示疗法 癔症的有效干预方法之一,对幼儿适宜采用言语暗示、游戏治疗。此外,还可根据具体情况采用系统脱敏治疗使原诱发癔症的精神因素逐渐失去诱发作用,以达到减少发作或治愈的目的。对癔症集体发作应予集体心理治疗,选择集体游戏等形式,说明病因,消除紧张情绪,缓解躯体不适。

2. 家庭干预和改善环境 家庭、教育机构以及有关社会环境的作用至关重要。改变不恰当的养育态度和对儿童行为的反应模式,关注积极行为,忽视消极行为,避免继发获益。

3. 药物治疗 必要时可采用药物治疗,但应注意儿童不宜长期用药,以免增加暗示作用而巩固病情。

第五节 心理性生理障碍

一、进食障碍

进食行为障碍是心理性生理障碍的典型例子,在儿童期存在各种形式的进食行为障碍,每一种背后都

85

有复杂的生物学因素和心理社会因素,如患儿的气质、早期父母-儿童之间的亲子关系等。

异 食 癖

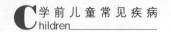 案例

丽丽5岁了,平日爸爸妈妈比较忙,父母不在的时候有保姆在照顾她。她最近总是叫肚子痛,爸爸妈妈不得不抽空带她去医院检查,医生在她的胃里找到了小拳头大的头发丝缠结成的团状物,头发弄出来之后,丽丽的肚子也就不痛了。爸爸妈妈这才意识到在给留长头发的丽丽洗头发时会发现额头前和右边的耳朵后面有两块头皮是秃的。这下才问出来丽丽原来一直在偷偷地吃自己的头发。

1. 病因 儿童在缺铁、缺锌、钩虫病等躯体问题的影响下会有异食行为,精神问题如儿童精神分裂症、孤独症以及重度精神发育迟滞等也可能会伴随有异食等异常行为。此外,年幼儿童的异食癖多与无知和好奇有关,如玩黏土时以为黏糊糊的好吃,有时肚子饿了也吃一块黏土充饥;对大些的儿童,则多与心理因素有关,由于从小缺乏家庭温暖、父母的抚爱,又缺少玩具和图书,没有同伴一起做游戏,有的孩子于是就从非食物中寻找刺激。

2. 表现 1岁半以前的儿童吃非食物的东西是常见的现象,而1岁半以后的幼儿经常喜欢咬玩具、吃剥落的墙皮、头发、颜料碎屑、肥皂、黏土、纸张等不能吃的东西,且此种进食行为并不符合当地习惯或传统,则视为异常的情况。实际年龄及智龄在2岁以上,每周至少进食一些通常人们认为是非食物和无营养的物质100 g(2两),症状持续至少1个月,称为异食癖,发病年龄通常不超过6岁,男孩比女孩多见。异食癖可以独立存在,也可以是更广泛的精神障碍(如精神发育迟滞、孤独症等)的症状。由于吞食异物,还可以造成一些严重的并发症,如吞食污物可造成肠寄生虫病,吞食石子、毛发、布片可造成肠梗阻,大量吞食异物可造成营养不良、影响躯体的生长发育,吞食油漆的墙皮造成铅中毒,影响小儿的智力发展。

3. 处理原则

(1) 对待小儿异食癖,家长不能简单地斥责、惩罚,甚至粗暴打骂,而是应及时就诊并治疗。要点是检查原因、去除病因、对症治疗。

(2) 如果是心理行为因素引起的,则需要改善环境,对父母、教师和儿童进行指导、教育和训练,了解科学、适当的进食方式,矫正异食行为;加强饮食照顾,烹饪营养可口的食物,改变不良的进食方式或习惯。同时,家长和教师需要注意给予孩子必要的心理关怀,提供丰富的、适宜儿童的活动,并配合医生进行行为矫正。

(3) 行为矫正方法中常用奖励法,具体措施如下:首先选出能引起儿童兴趣又容易得到的物品或活动作为奖品,如玩具、糖果、点心、去公园等均可,然后告诉儿童异物不能吃,吃了会生病,如果今天不吃或少吃则奖励一样他喜欢的物品,如此进行直至异食现象逐渐消失。在矫正过程中要注意循序渐进和经常更换奖励的原则,同时尽量不让孩子接触要吃的异物,不要当众指责孩子吃这些不该吃的东西,即使看到孩子没有像以前那样拿到异物就马上往嘴里塞,也要及时表扬、鼓励。另外,要创造机会让孩子多与其他小朋友交往,忘掉吃异物的念头,而且其他小朋友的正常饮食也会给异食癖的孩子带来好的影响。

(4) 如果是因躯体和精神疾病造成的,一般采取相应的药物治疗,辅助以行为矫正。

 二、睡眠障碍

睡眠障碍不仅见于成人,婴幼儿也会出现多种睡眠障碍,常见的有失眠、夜醒、夜惊、梦游、夜间摇头、梦魇、过度嗜睡。经常性的失眠、噩梦或梦游在学前儿童中并不常见,如果经常出现则要引起重视,寻找原因,而且在不同睡眠时期发生的睡眠障碍,具有不同的特点,如入睡时的障碍为失眠,梦魇常在快眼动睡眠时期

出现,突然的惊醒和梦游则出现在非快眼动睡眠时期。

案例

红红是一个4岁可爱的小女孩,近两个月来常常出现夜晚难以入睡,晚上躺在床上便翻来覆去,总说"妈妈,我睡不着",显得较烦躁,要到12点多才能入睡,入睡后有时会醒来1～2次,父母安慰后又再次入睡。

分析:儿童的睡眠问题常容易让父母担心,由于脑神经功能不成熟,神经的兴奋过程和抑制过程不平衡,睡眠很容易受影响,常常会出现各种各样的睡眠问题。

失 眠

各龄阶段的儿童都有可能出现失眠,在低龄儿童中的发生较少。幼小儿失眠的原因一般是饥饿或过饱、身体不舒适等。较大儿童的失眠多与心理素质、社会因素有关。失眠常表现为入睡困难、半夜醒后难以继续入睡以及早醒。

1. 病因

(1) 对不同阶段的儿童其原因各有特点。婴幼儿多见的原因是生活不规律、饥饿或过饱、身体不舒适、睡前过于兴奋、因与亲密的抚养者分离而产生焦虑、环境嘈杂、不适应幼儿园环境。

(2) 有的孩子精力旺盛,总的睡眠需要时间短于一般儿童,晚上睡得多则在幼儿园午睡时难以入眠;对于那些容易兴奋、控制能力弱的孩子,如果睡前玩得比较兴奋则容易造成难以入睡。

(3) 较大儿童的失眠原因除上述外还常有因学习、家庭、社会因素造成的心理紧张、焦虑、抑郁,如刚与父母分睡初期而害怕、父母关系不和而情绪忧郁、受到批评或恐吓、睡前担心早晨上学迟到、学习压力过重而夜间学习过晚、不注意休息而用脑过度、考试前的紧张。由于现在学前儿童也面临着过度学习、频繁考试的现象,因此一些在学龄儿童中的失眠原因也提前到了学前儿童。

(4) 晚间饮用或服用某些含中枢兴奋的物质。

(5) 对睡眠怀有恐惧心理,如有的孩子失眠几次后就形成了条件反射,一到上床睡觉时就担心睡不着,引起焦虑,故形成习惯性失眠。

2. 处理原则

(1) 对于孩子的失眠,先要查明原因,设法去除这些不利睡眠的因素,将失眠处理在急性阶段,避免形成习惯性失眠,尤其是因心理因素造成的失眠,应给予孩子以足够的心理支持、帮助孩子改善情绪。

(2) 对于睡眠需要少的孩子,可以允许午睡时适当少睡些时间,自己安静地看书但不要影响其他小朋友;对于刚上幼儿园不适应的幼儿,老师应给予安慰,或给孩子一个玩偶陪伴入睡,一般过1～2周就可以适应。

(3) 养成规律睡眠的习惯,晚上在有睡意的时候上床,早晨清醒后要很快起床,即使因晚上失眠而白天困倦,也不要在白天过度补睡。入睡前不能从事激烈的体育活动,以防大脑过于兴奋造成失眠;应避免饮用咖啡、茶类饮料;调整或改善睡眠环境,如避免噪声、光线要暗淡等。

(4) 失眠儿童睡前常自我紧张,一上床就担心睡不着,于是强制地数数字、听钟声等,结果反而造成大脑过度紧张,更不易入睡。睡前可以采用一些有助睡眠的方法,如睡前用温水洗澡、热水洗脚、给孩子讲轻松的故事或听轻松的音乐,以及在医生指导下的暗示、松弛疗法,总之设法使孩子在睡前半小时内安静下来、放松心情。

(5) 如果家长和教师能采用的一般处理方法无效,建议到医院就诊检查,由专科医生来指导处理干预或药物治疗。

夜　醒

一般而言,5个月后的儿童夜间应能连续睡7个小时,若经常夜间不能连续睡眠则为夜醒,常见于婴幼儿。

1. 病因

(1) 对于婴幼儿应首先检查是否为佝偻病早期,以及是否缺乏维生素 B_1 引起的夜间哭吵。

(2) 抚养不当:新生儿在睡眠的昼夜节律形成时,由于抚养方法不当而造成孩子的夜醒。例如,孩子一醒甚至一有动静,父母就马上去抱、哄,这样的孩子则夜醒频繁,养成一醒来就要抱或吃东西才肯继续睡眠的不良习惯。

(3) 气质因素:有的孩子比较敏感,有些响动就容易醒来;或是适应性较差,换个新环境,最初的一段时间就会睡眠不安。

(4) 心理社会因素:当受到某些事情的影响,孩子的情绪发生了明显变化,过度兴奋或情绪焦虑、恐惧、抑郁均可引起儿童的夜醒。

(5) 大脑发育不成熟:早产儿、脑损伤的儿童,由于大脑发育不成熟较难建立正常的睡眠节律,因而更容易出现夜醒。

2. 处理原则　一般来说,夜醒随年龄增长会自然好转,不需要治疗,但过于频繁而且吵闹、不易入睡并且影响了他人的睡眠,则需要矫正。

(1) 首先要向父母了解家庭环境以及父母对儿童睡眠问题所产生的情绪反应,给予解释、安慰、指导,以消除父母的心理困扰,建立信心,纠正不合理的抚育方式,对家庭冲突应适当协调。同时对儿童睡眠中的问题进行综合分析,在减少日间睡眠的基础上,建立一个规律的睡眠计划。

(2) 创造良好的睡眠环境,如安静的居室环境、适宜的温度、新鲜的空气、温暖而舒适的衣被,减少睡前过多的刺激,这些都有利于入睡和充分的睡眠。

(3) 建立良好的睡眠习惯,不要孩子一醒来哭闹就给予过多地关注,应当有意识地忽视,让儿童自己学习入睡。若将睡眠良好的儿童和睡眠不好的儿童放在同一张床上睡眠,后者的睡眠问题可以得到提高。

(4) 如果家长和教师能采用的一般处理方法无效,建议到医院就诊,在专科医生的指导下,帮助儿童进行建立睡眠规律的指导,严重者可给予药物治疗。

夜　惊

1. 病因

(1) 遗传因素:约一半的夜惊症儿童有家族史,因而可能与大脑发育特点有关,这种儿童在心理因素的作用下较容易发作。

(2) 心理因素:凡是令儿童受到心理不良刺激的事件都可能引发夜惊,如看了或听到恐怖的事情、受到严厉批评、受到恐吓、突然与父母分离、父母吵架、发生意外事故等。

2. 表现　儿童在入睡后突然坐起、尖叫、哭喊、双眼圆睁直视,有的还自言自语却听不懂在说什么、甚至下床行走,神情十分的紧张、恐惧,而且呼吸急促、心跳加快、面色苍白、出汗,但对周围的事情则毫无反应,数分钟后缓解,继续入睡。

夜惊常见于4~12岁儿童,多发生在深睡眠期,多在上半夜入睡后的半小时到2小时之间出现。儿童在夜惊发作时很难被叫醒,即使被叫醒也显得意识不清,说不出在什么地方、什么时间、发生了什么事情,若第二天早晨问他晚上为什么惊起则不能回忆,或只是说好像感到很害怕。

夜惊发作的程度和频率与孩子的年龄、性格有关,年幼、敏感、胆小的儿童容易发生而且会经常多次发生,即使心理因素解除,该现象也会仍有发生,但随着年龄增长最终会缓解直至消失。

3. 处理原则

（1）夜惊一般不致带来严重的后果，无需特殊治疗。良好的卫生习惯及舒适的睡眠环境可起一定的预防作用。要避免白天过度兴奋紧张，合理安排生活程序，改善睡眠环境，消除影响睡眠的不良因素。

（2）要了解原因，解除使孩子产生心理紧张的因素，睡觉前避免给孩子造成恐惧和不安的情绪，让孩子在松弛、愉快的情况下入睡。特别是夜惊影响到正常的生活及学习时，儿童往往产生烦恼的情绪反应，此时夜惊更易发作。心理治疗对解除儿童的烦恼情绪相当有益。

（3）夜惊发生时，父母应及时安慰，使儿童重新入睡。对频繁发作者，可在入睡1小时左右叫醒儿童，可能改变其睡眠结构，消除发作。对频繁发作的儿童可短时间使用药物。

睡 行 症

睡行症俗称梦游，指在睡眠过程中起床行动或行走。

案例

> 小强6岁，是个聪明活泼的小男孩。有天夜里熟睡中，他突然起床穿好校服，慢慢地走到客厅，起初小强父母以为他是去上厕所，也没有在意，但看到他走向客厅时，感觉有些异常，轻轻问了几遍："小强，你在干什么啊？"小强并未回答，然后又慢慢转身走回卧室，脱了衣服躺下继续熟睡。第二天早上，小强的父母问起昨晚的事情，小强并不能回忆，开开心心地上学去了，爸爸妈妈却担心不已。带他去医院，各种检查结果都是正常的，医生说，小强只有一次睡行的经历，而且学习等各方面表现也未受明显影响，可以不做特殊处理再继续观察。

1. 病因　睡行症与大脑抑制过程的发育有关，有睡行症家族史的儿童，睡行症的发生率较无家族史的儿童高。

2. 表现　儿童在熟睡中突然起床，有的儿童只是坐起来，做一些刻板、无目的的动作，如捏弄被子、做手势、穿衣服；有的儿童则下床行走甚至开门走到室外，同时还可以做一些较复杂的活动，如开抽屉拿东西、倒水，有时口中似乎在说些什么，但口齿不清。

儿童在睡行过程中意识不清醒，睁眼或闭眼，目光和表情呆板，对环境只有简单的反应，如在熟悉的环境中可以避免碰撞墙壁或桌椅，有时也会被绊倒甚至从窗或楼梯摔下，对他人的干涉和招呼缺乏应有的反应，即使回答别人的提问也多是答非所问。此过程一般持续数分钟，个别可长达半小时以上，然后自己上床又继续正常睡眠。

睡行发生在深睡眠期，所以在活动中难以叫醒，而且无论是叫醒还是清晨自己睡醒后都不能回忆发作的经过。约有15%的5～12岁儿童至少有过一次睡行的经历，男孩多见，可伴有夜惊和遗尿，多数孩子随年龄增长而不再发生。

3. 处理原则

（1）睡行症儿童随着年龄的增长，神经抑制过程发育完善后，症状会自然消失，故一般不需要特殊治疗。

（2）教师应指导家长避免在有睡行症的孩子面前显得紧张，过度渲染病情的严重，消除使儿童产生恐惧焦虑的精神因素。由于睡行症是一种意识障碍下的活动，故易发生危险，如摔伤、碰伤、触电、烫伤，或用危险品自伤或伤人、损坏物品等，所以应加强管理，睡前关好门窗，收藏好危险品，及时制止其危险活动。

（3）不一定非要将其叫醒，以免孩子受到惊吓，可将其牵回床上继续睡眠，若难以制止其活动则设法叫醒。应避免儿童憋尿上床，以减少夜间唤醒的可能性。发作频繁者则短期使用药物治疗。

三、遗尿症

小儿5岁以后在白天或夜间发生不自主的排尿,称为遗尿症,分为器质性遗尿症和非器质性遗尿症。非器质性遗尿症也称为功能性遗尿,发生于白天或黑夜的排尿失控现象,与患儿的智龄不符,年龄在5周岁以上或智龄在4岁以上,每周至少有2次遗尿,症状至少持续3个月;遗尿可作为正常婴儿尿失禁的异常伸延,也可在学会控制小便之后才发生,而且不是由于器质性疾病所致,也没有严重的智力低下或其他精神病。

案例

小明今年6岁了,9月份就要读小学一年级了,可小明的父母显得担心、焦虑,因为小明有时还会"尿裤子"。小明上中班时,因一次尿湿了裤子而担心受到老师的批评,此后出现不自主排尿的情况,同时伴有紧张、担心,症状严重时每天1次,父母带小明去医院检查,并未发现器质性疾病。

分析:儿童尿不尿床并非自己所能控制。不管尿床是躯体疾病还是精神心理因素引起的,在儿童出现尿床后,严厉的训斥和批评不但不能帮助孩子,反而会让孩子产生紧张不安更容易有尿频尿多。如果能够正确认识妥善对待,儿童的遗尿问题尤其是功能性遗尿是会慢慢好转的。

1. 病因

(1) 控制排尿的神经功能未成熟,如在注意缺陷多动障碍(ADHD)儿童中常有遗尿现象。

(2) 睡眠障碍,夜间遗尿往往由于睡眠过深,即使有尿意也不能醒来。

(3) 婴幼儿期的排尿训练不当,常见的是过早排尿训练造成排尿自控管理紊乱,另一原因是排尿训练时过于粗暴或频繁。

(4) 强烈的心理刺激,如与父母突然分离、入托、意外事故后、受到惊吓等。另外,遗尿可能与遗传因素有关。

2. 处理原则

首先要了解原因,养成良好的生活习惯,解决心理因素,然后考虑行为训练和药物治疗,并同时结合行为管理。

(1) 养成良好的作息和饮食习惯,定期洗澡、更换内衣,定点休息、按时起床,白天活动玩耍不能过度疲劳。对于夜间遗尿的儿童,可以让其早、午两餐多进食一些含水多的食物、瓜果等,晚餐吃含水少的食物,并避免入睡前大量饮水或吃西瓜等一些有利尿作用的瓜果,这样能有效地减少夜尿量,促进儿童逐渐掌握排尿的功能。

(2) 找出可能导致遗尿的各种精神因素和心理矛盾,营造良好的家庭氛围,消除不良精神刺激对儿童的影响。对于无法解决的心理因素,要指导儿童正确对待,解除心理压力。当儿童偶尔自行控制排尿时,家长要及时给予恰当的表扬或奖励,从心理上强化其正常功能,使其逐渐形成自主控制排尿的良好习惯。当儿童尿床时,家长不要怒斥或惩罚,更不要到处张扬。

(3) 常用的行为训练方法有:①睡前少喝水,睡后使用闹钟,在儿童经常夜尿的时间唤起幼儿,使幼儿清醒地排尿,养成习惯,不尿床后逐渐延长闹钟唤醒的时间,延长睡眠时间。②使用"叫醒尿垫"也能获得有较好的效果。③忍尿训练,增加膀胱括约肌的控制功能,白天当儿童有尿意时,令儿童有意地忍尿,一开始忍尿时间可短至5分钟,以后逐渐延长到15分钟或更长,以膀胱有胀满的感觉为限,在训练过程中需对幼儿进行口头或实物的鼓励。

(4) 当心理行为治疗效果不理想时,在医生指导下采用药物治疗。

(5) 综合行为管理:除了上述的治疗方法,在实际生活中还需要考虑多种因素来加以应用。对于遗尿症儿童来说,遗尿症不仅仅是一个生理问题,更是一个情绪问题,因而这种行为而产生的深刻消极自卑情绪也是需要注意和协助解决的。根据临床经验,在进行行为训练的同时,协助儿童的父母对孩子进行必要的情绪和行为管理,会提高治疗效果。行为管理的具体内容包括:①父母在生活中尽量注意以爱心和耐心对待孩子,让孩子获得足够的安全感。②留意孩子情绪变化,帮助他们用适当的方式把情绪表达出来。③帮助孩子学习用适当的方式,去独立地面对现实问题和解决现实矛盾。④停止对尿床行为作惩罚性表示或表现出蔑视、愤怒。父母的这些情绪会使得儿童产生畏惧和沮丧心情,这种无意识的压抑,反而会增加他尿床的次数,造成恶性循环。⑤学习用坚定而有信心的语气对待孩子,在要求孩子改掉尿床行为上,要显示出既坚决又信任孩子能够做到的语气。

本章小结

本章阐述的基本问题有:
○ 1. 常见幼儿心理行为和心理障碍的种类。
○ 2. 幼儿常见心理行为和心理障碍的概念。
○ 3. 幼儿常见心理行为和心理障碍病因、主要表现、处理原则。

基本要点

　　本章强调应在了解儿童心理行为发育中的多样性和个体化的前提之下,对儿童发育行为和心理障碍进行阐述和认识,全面介绍了常见的发育行为和心理障碍(精神发育迟滞、语言障碍、注意缺陷多动障碍、抽动障碍、进食障碍、睡眠障碍、儿童遗尿症等)的基本概念,病因、主要表现、处理原则,尤其是儿童情绪障碍(焦虑、抑郁、恐怖、适应问题、强迫、癔症)和行为障碍(注意缺陷多动障碍、抽动障碍、对立违抗障碍、刻板性行为障碍等)的识别和处理。以帮助广大幼教工作人员在幼儿园的日常工作环境下从心理发展的角度关爱幼儿,不带有色眼镜,不将小的、暂时性的问题扩大化,同时也不错过良好时机,及早发现幼儿的心理行为问题,及时处理或建议家人送诊进行系统评估、确诊、并干预,最终促成儿童心理行为的健康发展。

思考与探索

　　1. 儿童语言障碍的干预措施有哪些?
　　2. 如果幼儿入园时适应不佳,你该在日常保教和家校联系工作中如何应对?
　　3. 注意缺陷多动障碍对儿童学业、交往和家庭生活都有重大影响,在学龄前期这一问题有哪些表现?如果确诊是注意缺陷多动障碍,目前有哪些主要的干预方法?
　　4. 精神发育迟滞影响儿童的学业和环境适应,如何判断儿童是否存在精神发育迟滞? 不同程度的精神发育迟滞有怎样的表现? 应如何施教?

第九章
幼儿常见症状和处理

本章将帮助你

◆ 掌握幼儿常见皮肤、消化道、呼吸道症状的表现和诊断。

◆ 熟悉幼儿常见皮肤、消化道、呼吸道症状的病因、处理原则和预防。

◆ 了解幼儿常见运动系统症状的病因、症状和处理原则,以及如何转诊有牙齿、视力问题的幼儿。

问题情境

　　悦悦这几天在幼儿园上课很不认真,一会儿抓头一会儿挠腮,以前午睡很好,现在连午睡也很不安静。细心的老师在午睡时仔细对悦悦做了检查,才发现悦悦脸上和躯干上有些散在的皮疹,有的已经被悦悦抓破了。下午放学的时候老师让悦悦妈妈带她去医院看一下医生,第二天妈妈带了些药膏到幼儿园,告诉老师说悦悦有湿疹,需要涂抹外用药治疗。

第一节　皮肤症状

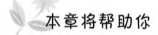

湿　疹

一、湿疹的原因

1. **食物过敏**　常见的过敏食物有牛奶、鸡蛋、坚果类,有的幼儿甚至对小麦制品也会发生过敏。

2. **环境因素**　花粉、尘螨、动物的毛发也常常是引起过敏的罪魁祸首。

3. 遗传因素　湿疹常常是一种由遗传性素质引起的皮肤病,如果爸爸妈妈都是过敏性体质,小时候患有湿疹或有过敏性皮炎、过敏性鼻炎等,他们的孩子易得湿疹的比例就高达 80％,父母中只有一人有过敏史,那孩子患湿疹的比例是 60％。宝宝如果在婴儿期患有湿疹,那么长大后就易于出现其他过敏性疾病,如过敏性鼻炎、哮喘性支气管炎、荨麻疹等。

二、湿疹的表现

湿疹多于出生后 1 个月左右出现,早的生后 1～2 周即出现皮疹,1 岁以后逐渐减轻,到 2 岁以后大多可以自愈,但少数可以延伸到幼儿或学龄前期。多数皮疹在面颊、额部、眉间和头部,严重时前胸、后背、四肢也可有皮疹。起初的皮疹为红斑,以后为小点状突起的皮疹或有水疱样疹(医学上称丘疹、疱疹),很痒,疱疹可破损,流出液体,液体干后就形成痂皮。湿疹常为对称性分布。

三、湿疹的预防

一般来说,我们首先要预防食物过敏,婴儿期尽量母乳喂养,可降低孩子患湿疹的风险。如果是人工喂养的孩子,则应选择低过敏配方的奶粉,以降低食物中的过敏原。还有的孩子可能是对花粉、尘螨、动物的毛发过敏,因此有湿疹孩子的家庭最好不要饲养宠物、不用地毯,生活用品最好是棉制品并及时清洁,对空调的排风口也要定时清洗。如果是对花粉过敏,春暖花开的时候外出应戴口罩,或减少外出的频率。

四、湿疹孩子的护理

患了湿疹后,平时的护理就显得更为重要,要避免孩子的皮肤过于干燥,以及各种不利于皮肤的刺激。洗澡的频率不要太高,尤其孩子出汗不多的时候不必每天洗澡。洗澡水温不能太烫,最好不用或少用沐浴用品。如果孩子的皮肤有结痂时,更不能用热水、肥皂擦洗,免得渗液越来越多。若结痂越来越厚,应该用植物油轻轻涂擦,不要强行把痂皮剥下以免感染。穿的衣服和用的尿布要将洗涤剂冲洗干净,贴身的衣服最好是棉制的。

五、湿疹的处理原则

湿疹严重时,最好去医院皮肤科就诊,请医生配一点适合儿童的外用药,虽然有些药物含有少量激素类成分,但在专科医生的指导下使用还是很安全的。在湿疹发作期间不要接种卡介苗,也不要和患有单纯疱疹的人接触,以免发生疱疹。湿疹经过适当治疗,会很快痊愈,但也有些孩子湿疹常常复发,如果湿疹反复发作且症状严重,那最好到专科医院检查明确过敏原,并进行脱敏治疗。

虫 咬 皮 炎

案例

秋天的一个下午,阿姨带着午睡起来的晶晶在小花园里玩,两人一直疯到吃晚饭才回家,可一到家里,晶晶就一直叫着小腿痒甚至还说痛,阿姨一看,晶晶的两条小腿红红的,还有好几个肿块,做医生的外婆一看,断定是在小花园里被虫咬了,而且这次还比较严重,还是需要去医院就诊一次。

晶晶这次是患了虫咬性皮炎了,这类皮炎是指昆虫叮咬皮肤而引起的炎性皮肤病,虫咬性皮炎又可称"丘疹性荨麻疹",主要与节肢动物的叮咬有关,常见的如螨、蚊子等,以春、夏、秋季多见。

一、虫咬皮炎的原因

春、夏、秋季气温高,孩子往往赤身露体,致使体表皮肤大部分处于暴露状态,给自然界的昆虫提供了侵犯的机会,如虫咬、刺蛰等,进而引起种种皮肤病,医学上统称为虫咬皮炎。列在黑名单上的有虱子、跳蚤、臭虫、蚊子、毛虫、蚂蚁、蜈蚣、蝎子等。

二、虫咬皮炎的表现

由于昆虫种类的不同和机体反应性的差异,可引起叮咬处不同的皮肤反应。虫咬皮炎多发生在孩子的头、脸、手、脚等暴露部位,症状可分为轻、中、重三度:轻者只有点状红斑、小丘疹、小风团、瘙痒;中度有水肿性红斑,丘疹、风团较大,还有结节、水疱及痒痛;重者可有大风团、红斑水肿、大疱,直至出血性皮疹,如紫癜、淤斑及血疱,自感剧痒及疼痛,并可出现全身症状,如畏寒、发热、恶心、呕吐及手脚麻木等,皮肤坏死溃烂,甚至导致休克而丧生。当然,生活中最多见的还是轻症。一般为红色水肿性丘疹,中央可有小水疱,皮损中心可见叮咬痕迹。丘疹一般黄豆大小,好发于暴露部位和腰周,自觉症状有刺痛或奇痒。

三、虫咬皮炎的预防和对策

虫咬皮炎主要还是以预防为主,小朋友的居室最好装纱窗和纱门,幼儿睡觉的时候挂上蚊帐,既环保又安全;也可以点蚊香驱虫。经常清扫房间以及周围的外环境,及时消灭虱子、跳蚤与毒虫。在户外应提高警觉性,不让幼儿到毒虫出没的地方玩耍。一旦发生了虫咬皮炎,立即用肥皂水或清水冲洗患处,尽可能取出或拔除毒刺,外搽10%的氨水或1%薄荷炉甘石洗剂,或者虫咬药水,皮肤红肿可用3%硼酸溶液湿敷。如果局部有感染化脓,则应去医院就诊,外敷抗生素软膏。

出血或淤斑

健康儿童出血一般几分钟内就凝结,在伤口处形成一个保护性的痂。家长常常对幼儿头上的伤口鲜血直流而惊恐,其实这是由于人的头皮上血管特别丰富,即使是很浅表的伤口也会流不少血,出血一般在几分钟内就会减少而停止,但大的伤口需要紧急止血和药物治疗。

淤斑是出血流入皮下组织引起的。健康的儿童在学会走路和进行运动、玩耍时,常常会因为摔倒、碰撞导致淤斑,尤其是幼儿,常常因为走路蹒跚摔倒而导致膝盖周围有一些黑色的斑块。如果身上出现淤斑,尤其是肩部、面部、臀部和背部等多处出现淤斑,就应引起重视,有可能是严重的伤害引起,也有可能是血液性疾病所致。

出血或淤斑的主要原因是由于人体止血功能由血管、血小板和凝血因子三者来承担,所以任何一方面的病变都可导致出血现象的发生。

毛细血管壁很薄,只有一层内皮细胞,维生素C缺乏、某些传染病(如流行性出血热、败血症、缺氧及中毒等)都可损害毛细血管壁,使其通透性增加,血细胞从管壁间隙流出,还可使毛细血管脆性增加,容易破裂,这些情况都可导致出血。临床常见的过敏性紫癜,就是由于毛细血管变态反应性炎症,使血管壁通透性增加,不仅有皮肤出血点和水肿,还可累及其他器官,而出现腹痛、关节疼痛、血尿、蛋白尿等。

血小板数量过少及功能衰退也会导致出血。前者见于再生障碍性贫血、急性白血病及原发性血小板减少性紫癜等;后者见于尿毒症、肝硬化等疾病。

当小血管破损时,依靠血小板的聚集能力将创口堵塞而止血。大的创口还需要血中的凝血因子使之形成大的血凝块才能堵住,当凝血因子缺乏时,在皮肤血管破裂后血液不易凝固而形成淤斑。由于大部分凝血因子都在肝脏合成,且需要维生素K参与,故当肝脏病变或维生素K缺乏时,往往容易出血。其他如慢性肾炎、系统性红斑狼疮等疾病,常有一些异常物质干扰正常凝血过程,也会有出血现象。

由此可见,导致出血的原因很多,出现大面积或多处的淤点淤斑就需要去医院做血小板计数、出血时间、凝血时间等检查,以取得明确诊断。

出血或淤斑的同时伴有以下情况应送幼儿去医院诊治:

- 幼儿有发热、头痛,而且精神萎靡,或者有嗜睡、神志恍惚、烦躁不安。
- 幼儿大便有出血。
- 幼儿在服用某些药物后身上出现针尖大的出血点,伴呕吐。
- 排除外伤后,发现幼儿双腿和膝盖周围有不明原因的淤斑,伴肿大或疼痛。
- 幼儿小的伤口或黏膜出血数小时甚至几天都止不住。
- 幼儿面色苍白、软弱无力、烦躁。

如果幼儿身上有许多形态不同的淤斑,而且有害怕、不合群的表现,还要考虑是否有受虐待和忽视的可能,需要老师和家长引起重视。

皮 肤 青 紫

皮肤青紫说明皮下组织有缺氧,如果青紫仅仅局限于四肢的末端,那么提示局部的血流量低,可能是外界因素,如衣服过紧等引起,也可能是内在的疾病所致,如心脏病等。暴露于寒冷中的时间过长也会引起裸露部位的青紫,如嘴唇、手指、脚趾等,但暖和之后皮肤颜色会恢复正常。

有的小朋友在进食的时候口唇周围常常会出现一圈青白色,这是完全正常的,一般在孩子吃完饭后会消失,如果身上有大片的青紫,就应该上医院就诊了。

如果孩子出现以下情况,再加上出现皮肤青紫的话,就要引起重视,最好及时送医院诊治。

- 幼儿在咳嗽时有犬吠样声,同时有呼吸困难、声音粗重。
- 孩子最近1~2天有感冒咳嗽,有呼吸急促、困难,拒绝进食,烦躁。
- 孩子在受责骂或发脾气之后有口唇青紫、失去知觉。
- 孩子存在失去知觉、大小便失禁的情况。

瘙 痒

孩子皮肤瘙痒有很多原因,最常见的就是过敏。辅食、护肤品、玩具和衣物等都有可能成为过敏原,皮肤过于干燥也会引起瘙痒,而病毒感染也会造成皮肤瘙痒。

有些孩子因为皮肤瘙痒会抓挠,这往往会使皮肤更痒,有些过敏的孩子特别容易形成痒—抓—痒的恶性循环,最后可能会使皮肤破损、溃疡,甚至感染。

对于有皮肤瘙痒的孩子,首先是找出原因,随后针对原因采取一定的措施,下面罗列的内容有助于我们帮助皮肤瘙痒的孩子。

- 如果孩子有湿疹,家庭其他成员也有过敏史,那么应该在医生的指导下用药物局部涂抹,必要时口服抗过敏药物。
- 如果瘙痒的皮肤接触过类似过敏原,如染料、饰物上的金属等,可考虑有过敏性的接触性皮炎,则应局部冷敷减轻症状,如果皮疹严重,应带孩子去皮肤科诊治。
- 孩子暴露的部位有发痒的皮疹,中央有发红的隆起小块,可考虑是昆虫如蚊子叮咬,如果持续不退或局部有感染的表现,也应去皮肤科诊治。
- 如果孩子在服药后出现皮疹,则考虑是药物的不良反应,也应告诉医生,改用其他药物,并请医生对症处理。
- 如果孩子的皮肤除了瘙痒,还有圆形的斑点,应该考虑是否是皮肤癣症,也应请医生诊治,并注意防

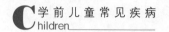

止感染播散。

● 如果是肛门瘙痒，且有夜晚加剧的现象，则应考虑寄生虫蛲虫的感染，这时应予以驱虫药物治疗。

在日常生活中可以选择一些适合孩子敏感性肌肤的保湿剂，修复皮肤屏障，缓解皮肤干燥、减轻瘙痒。减少环境致敏原，灰尘和尘螨是最常见的过敏原，也是引起孩子皮肤瘙痒的关键因素之一。因此，家中或居室最好不要用地毯，尽量选用皮质、木质的家具。注意保持环境清洁，减少灰尘，室温最好保持25～28℃，起居室内湿度也应维持在30％～60％之间。让孩子远离毛绒玩具、家中宠物、二手烟，同时清洁剂、洗衣粉、消毒水等化学物质，也不可与孩子的肌肤直接接触。孩子穿的内衣应宽松，最好是棉织品，避免化纤、毛制品或真丝制品。避免过度清洗皮肤，洗澡的水不要太烫，以35～40℃为佳。户外活动时应避免过热、过晒。

黄　疸

黄疸时皮肤及正常的眼白呈黄绿色，往往是由血中胆红素升高引起。这种胆色素由循环血中红细胞破坏或损害后形成，正常情况下它通过肝脏代谢，从粪便中排出。如果红细胞破坏过多（如溶血），或肝脏来不及代谢，或肝脏有损坏不能代谢，或从粪便排出的通道出现问题，都有可能形成黄疸。所以一旦有黄疸形成，则提示可能有感染或肝功能受损，此时必须去医院就诊，明确病因，给予合适的治疗。

最早发生在孩子身上的黄疸是生理性黄疸，即新生的宝宝在出生后2～3天出现的黄疸，一般一周后会慢慢消退，不需要特殊的治疗。如果生理性黄疸出现太早，或一直不褪，或褪了又出现，或持续加重，则应请儿科医生诊治。如果孩子在出生后大便颜色浅，或者是白色的话，则应考虑是否存在胆道闭锁，应立即请儿科医生诊治。如果是1岁以上的孩子，面色黄、小便颜色深、食欲不振、恶心、呕吐及全身不适时，应考虑病毒性肝炎的可能，也需要立即请儿科医生诊治，并明确是否具有传染性。

还有一种情况，是孩子只有皮肤发黄而巩膜不黄，这很有可能是多吃橘子或胡萝卜造成的，而此时血清胆红素往往在正常范围，只要停止食用上述食物，皮肤的黄色就会逐渐消退。

第二节　消化系统症状

厌　食

 案例

4岁的阳阳长的又瘦又小，每天吃饭对家长就是一个折磨，一顿饭吃上一个小时，还需要家长追着喂，就这才能吃下半碗饭，一生病吃上一两口就不吃了，阳阳经常生病。家长一筹莫展，什么原因造成的？该怎么办呢？

厌食是幼儿的常见病症，是指较长时间的食欲减退或消失。主要由于两种因素：一种是局部或全身疾病影响消化系统的功能，使胃肠道平滑肌的张力降低，消化液的分泌减少，酶的活性减低；另一种是中枢神经系统受人体内外环境各种因素的影响，使对消化功能的调节失去平衡。严重者可造成营养不良及多种维生素和微量元素缺乏，影响幼儿的生长发育，造成幼儿身材矮小，易于生病。确定病因是治疗食欲低下的关键。

幼儿园老师对阳阳进行简单的体格测量,发现他的身高及体重都位于正常低值,除此没有异常情况;询问病史发现阳阳从小以流质食物为主,吃稍硬的食物就易呕吐,平时一顿饭都要吃上一个小时左右,且不爱吃红肉,嚼一嚼就会吐掉,水果及零食摄入过多;除感冒发烧等疾病外,没有其他特殊病史及用药史;医院体检曾做血化验发现阳阳有缺锌。根据这些情况考虑阳阳有进食习惯问题、喂养不当和低锌血症。因此家长和幼儿园老师要培养阳阳良好的进食习惯,适当补充锌制剂等可以帮助阳阳逐渐改善厌食的症状。

一、病因

1. **全身性疾病**　许多急、慢性感染性疾病都有食欲低下的表现,其中消化道疾病最为明显,如急慢性肝炎、急慢性肠炎、长期便秘等都会引起食欲低下。其中胃动力不足(功能性消化不良)引起的厌食尤其受到重视。

2. **药物影响**　许多药物尤其是抗生素容易引起恶心、呕吐,如红霉素类、氯霉素、磺胺类药物等也可导致厌食。几乎所有抗生素长期应用都会引起肠道菌群紊乱,微生态失衡,从而引起厌食。

3. **某些物质缺乏或代谢异常**　微量元素缺乏、某些激素代谢异常(甲状腺功能低下)也常表现为厌食。

4. **气候影响**　如夏天气温高、湿度大会影响胃肠道功能,使消化液分泌减少、消化酶活性降低,这些也是引起厌食的原因。

5. **喂养不当**　这是目前最突出的引起厌食的原因,城市内尤其明显。随着我国经济发展,儿童食品供应丰富,家长缺乏科学喂养知识,或零食、冷饮摄入过多,或盲目补充"营养食品"进食过多的高蛋白食品、高糖食品(如巧克力,牛奶糖等),反而使孩子食欲下降。此外吃饭不定时,吃饭频次过多,这些不良的喂养方式也是造成食欲下降的原因。

6. **精神因素**　有些孩子遭受强烈惊吓后引起食欲减退,这种厌食持续时间不会太长,随着时间的推移食欲会慢慢地恢复;有些孩子是因为离开亲人或熟悉的环境,如进入托儿所等新环境时,对新环境不适应,出现食欲减退;还有的家长过度关注幼儿进食,反复诱导或以威胁手段强迫喂食,引起幼儿反感,导致厌食。此外家庭不幸或父母离异,也会因影响情绪而导致厌食。

二、诊断要点

遇到厌食的幼儿,首先要问清日常喂养情况、一般的饮食规律,其次询问家长幼儿的家庭和学校环境有无变化,有无影响进食习惯的环境因素,最后进行体格检查,观察有无伴随症状如发热、腹泻、呕吐等,若有则应让家长带孩子及时就医。一些长期厌食的孩子,可能伴有维生素或微量元素的缺乏,建议其去医院进行化验。

三、处理原则

1. **合理喂养**　大力宣传科学育儿知识,做到合理喂养。

2. **培养良好的饮食卫生习惯**　定时、定点进食,饭前不吃零食(包括饮料),以免血糖升高影响食欲。饭后吃水果。可以在两餐间加点心。家长要注意变换饮食的花样品种、荤素搭配、不要偏食。保持轻松愉快的进食情绪。要明确告知家长,即使幼儿有几次进食不好,也不要着急,不要威胁恐吓或者强迫幼儿进食,也不要祈求幼儿进食。一顿不吃,不必担心,但不要增加零食补充,下顿饿了自然会吃。

3. **积极治疗原发病**　因疾病引起的厌食,原发病治疗后,食欲自然会增加。

4. **纠正微量元素缺乏**　若有缺锌,在医生的指导下口服锌制剂。

5. **药物治疗**　①助消化剂,口服胃酶合剂;②开胃类药物,如赖氨酸制剂;③中药制剂等。

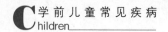

呕　吐

案例

> 　　2岁的晶晶昨天出现了饭后呕吐,吃什么吐什么,喝水也会吐出来,今天又出现了腹泻现象,同时伴有发热。幼儿园的王老师昨天让她回家后,今天进行了电话随访。听到晶晶的症状后,晶晶妈妈同时告知王老师,晶晶是秋季腹泻会传染,医生建议对晶晶所在幼儿园的用品进行消毒,并建议观察与晶晶密切接触过的小朋友有无呕吐和腹泻现象出现。
>
> 　　分析:晶晶是得了轮状病毒胃肠炎,该疾病主要通过口-口传播和粪-口传播。呕吐是它的首发症状,我们幼儿园老师首先应注意让其他小朋友远离呕吐物,并做好清理和消毒工作。此外对幼儿园内发生呕吐的小朋友要进行电话随访,以做好预防工作。

　　呕吐是由于食管、胃或肠道呈逆蠕动,并伴有腹肌强力痉挛性收缩,使得消化道内容物从口、鼻腔涌出,是幼儿时期常见的症状。如得不到及时正确的治疗会影响患儿营养物质的摄入,严重者可引起电解质紊乱甚至呈呼吸暂停的窒息状态。

一、表现

　　呕吐分为以下4种类型。

　　1. 溢乳　在小婴儿常见,多因胃部肌肉发育未完善、贲门松弛,因而在哺乳过多或吞入空气时,吃奶后常自口角溢出少量乳汁,这种情况比较常见,不影响健康。

　　2. 普通呕吐　呕吐前常有恶心,以后吐一口或连续吐几口,吐出较多胃内容物。多见于饮食不当引起的消化不良。

　　3. 反复呕吐　又名周期性呕吐,多见于学龄前幼儿,患儿可反复发作呕吐,常持续数年。多有诱因,如进食食物过量,摄入脂肪过多,便秘等。

　　4. 喷射性呕吐　吐前多无恶心,大量胃内容物突然经口腔或同时自鼻孔喷出。若同时伴有发热等症状,应提醒家长中枢系统感染可能,应尽快去医院诊治。

二、病因

　　1. 消化道疾病　包括消化道感染性疾病如急性肠胃炎等;消化道器质性梗阻如肠套叠、肠梗阻等;消化道功能紊乱如功能性消化不良,胃痉挛等。

　　2. 全身性感染性疾病　如上呼吸道感染,扁桃体炎等;某些传染性疾病,如轮状病毒感染需注意,做好预防工作。

　　3. 中枢感染系统感染　如脑膜炎,脑炎等。

　　4. 精神因素引起的呕吐　如再发性呕吐、精神性呕吐等。

三、诊断要点

　　应注意发病年龄和体质因素。询问病史需要注意呕吐的类型、呕吐的时间和呕吐物的性质,呕吐时间包括进食中还是进食后,呕吐物的性质包括是呕吐物是否是吃下去的食物,什么颜色,有无味道,有没有带血。另外要注意有无其他症状存在,若同时伴有其他症状,尤其是喷射性呕吐,建议家长就医。

四、处理原则

1. 病因治疗　积极治疗原发病。

2. 对症治疗　溢乳者调整哺乳方法,包括正确的体位,喂后将婴儿抱起伏在成人肩上同时拍背打嗝,将胃中气体充分排出。

3. 药物治疗　口服包括吗丁啉等,必要时静脉滴注维生素 B_6 等。

4. 液体疗法　较重的呕吐多伴有水和电解质紊乱应予以纠正。

5. 饮食　需注意补充液体防止脱水。对于严重频繁呕吐则应短期禁食,一般需在医生的观察和指导下禁食 4~8 个小时。

6. 中医治疗　多用于周期性呕吐。

五、日常照顾

(1) 需要禁食的幼儿,家长应在医生的专业指导下进行,因多数需要禁食的患儿,同时需要输液治疗。

(2) 呕吐后的患儿应在呕吐控制后,服用加盐的米汤,或口服补液盐(ORS)预防电解质紊乱。

腹　痛

 案例

> 5 岁的燕燕经常肚子疼,常常是在幼儿园玩耍时、吃饭前或者吃饭后就喊肚子疼,但每次几分钟就能缓解,或者是大便后肚子就不疼了。看着平时燕燕胃口好,生长发育也不错,妈妈倒也不担心。但奶奶总觉得不放心,总肚子疼也不行啊,催着妈妈带燕燕去医院看看。
> 医生询问了病史,给燕燕做了腹部 B 超,结果显示为肠系膜淋巴炎稍大。医生告诉妈妈,燕燕的腹痛属于功能性,无需特别处理,只需观察即可。其实引起腹痛的原因很多,有些可以观察,而有些则需要紧急处理,不然会危及生命。

腹痛是小儿时期最常见的症状之一。引起腹痛的原因很多,几乎涉及各科疾病。既可以是腹内脏器病变,也可以是腹外病变;可以是器质性的,也可以是功能性的;可以是内科疾患,也可以是外科疾患,甚至最初为内科疾患,以后病情发展而以外科情况为主。其中一部分属于急腹症范围常需紧急外科处理,误诊漏诊易造成严重损害,甚至危及生命,尤其小儿年龄愈小,愈不能准确表达腹痛性质和部位,新生儿尤其如此,往往给诊断带来一定困难。因此,腹痛的鉴别诊断更有其重要意义。

一、病因

引起小儿腹痛的病因很多,按发作的急缓可分为急性腹痛、慢性腹痛和再发性腹痛。腹痛的急性发作又可分为需外科治疗的急腹症、内科病及腹外疾病。根据腹痛的部位可区分、判断腹痛的病因是腹内疾病还是腹外疾病。

1. 腹内疾病　急性胃炎、肠炎、痢疾、便秘、肠系膜淋巴结炎、胰腺炎、肝脓肿等。

2. 腹外疾病　包括呼吸系统疾病(大叶性肺炎、胸膜炎)、心血管疾病(心包炎、心肌炎、急性心力衰竭)、变态反应性疾病(过敏性紫癜、哮喘)、神经系统疾病(腹型癫痫)、代谢性疾病(糖尿病性酸中毒、尿毒症)以及铅中毒、全身性红斑狼疮等。

3. 外科疾病 胃、十二指肠溃疡合并穿孔、急性阑尾炎、肠套叠、肠梗阻、肠穿孔、胆道蛔虫症、肾盂积水、急性腹膜炎、肝破裂、脾破裂。

4. 再发性腹痛 是功能障碍引起的一种症状,在小儿时期常见,多发生于学龄前及学龄儿童。表现为间歇性脐周疼痛,发作持续数分钟至数十分钟,小儿体位屈曲或翻滚不安,可伴短暂面色苍白,少数出现恶心或呕吐,但多能自行缓解,发作后恢复如常。

二、诊断要点

1. 首先应判断小儿是否有腹痛 婴儿尖声嚎哭可能是剧痛,可试将他抱起,若嚎哭立即停止,一般可排除剧痛。较大儿童,若腹痛不影响游戏、食欲、睡眠,不伴面色改变,往往表示腹痛不严重;若双手捧腹或两腿蜷曲则表示腹痛严重。

2. 病史和体格检查 小儿腹痛应结合病史(发病年龄、腹痛部位及性质、伴随症状等)和体格检查,进行全面分析,必要时辅以实验室检查或其他检查,尽快做出早期、正确的诊断。

(1)婴儿期腹痛多见于肠炎、肠套叠、肠痉挛等;幼儿及儿童期腹痛则以便秘、肠炎、急性阑尾炎、肠寄生虫、饮食不当等多见;年长儿腹痛可能为腹型癫痫、胃肠道感染、肠系膜淋巴结炎、大叶性肺炎、过敏性紫癜及精神因素等。

(2)发病急骤或阵发性加剧者常为外科性疾病,如急性阑尾炎、胃肠道穿孔、肠套叠及腹股沟疝嵌顿等;发病缓慢而疼痛持续者常为内科性疾病,如胃及十二指肠溃疡、肠炎及病毒性肝炎等。

(3)不同疾病引起腹痛的部位及性质亦不同。上腹部突然发生的阵发性剧痛,可能是胆道蛔虫(右上腹为主)及出血性小肠炎等;脐周持续性剧痛,可能为胃肠穿孔及腹膜炎;持续疼痛并伴有阵发性绞痛,多提示有炎症伴梗阻;右下腹疼痛,多见于阑尾炎及肠系膜淋巴结炎等。

(4)腹痛伴便血时,应考虑肠套叠、急性出血性坏死性肠炎;伴有呕吐、腹泻,可能有肠道感染;伴呕吐、明显腹胀、不排气及不排粪者,常提示肠梗阻;伴阵发性哭吵、呕吐和果酱样色大便,需考虑肠套叠;伴发热、咳嗽、气急,可能为大叶性肺炎等。还应注意腹痛与发热的关系。先发热、后腹痛多为内科疾病,如上呼吸道感染、扁桃体炎常并发急性肠系膜淋巴结炎;先腹痛、后发热多为外科疾病,如急性阑尾炎、继发性腹膜炎等。

(5)此外,应详细询问小儿既往有无类似腹痛发作、大便排虫和皮肤紫癜史,应了解发病前有无外伤、饮食卫生和进食何种食物等,均有助于腹痛原因的诊断。

三、处理原则

遇到小儿腹痛时,父母不要过分紧张,也千万不要随意给孩子使用止痛药。首先要确认引起腹痛的原因。若小儿精神好、不伴有发热、呕吐等症状,或大便后腹痛即能缓解,则一般不需处理,继续观察。可用温暖的手按摩小儿腹部或在腹部放置热水袋起到缓解作用。

若小儿腹痛剧烈但又找不出原因,或者伴有发热、大便后出现果酱样、柏油样大便或鲜红血便,或腹部触摸时有腹肌紧张、腹部肿块等,则需立即送小儿去医院就诊。

1. 病因治疗 根据病因做相应处理。如肠痉挛给予解痉剂。炎性疾病应根据病因,选用有效抗生素治疗。外科急腹症应及时手术治疗。

2. 对症处理

(1)有水、电解质紊乱或休克者,应及时纠正水、电解质失衡及抗休克治疗。

(2)病因诊断未明确前,禁用吗啡、哌替啶(杜冷丁)、阿托品等止痛药物,以免延误诊断。怀疑有肠穿孔、肠梗阻或阑尾炎者,禁用泻剂或灌肠。

腹　胀

案例

　　4岁的浩浩从小胃口就很好。"六一"儿童节放假,中午妈妈带浩浩去吃自助餐,浩浩吃了很多,各种主食、水果、甜点,还有冰激凌。下午妈妈带浩浩去动物园看了很多小动物。浩浩"六一"儿童节过得既开心又丰富,可是傍晚回到家,浩浩就一直喊肚子不舒服,有点胀。吃过晚饭,浩浩的肚子明显就鼓出来了,还不让妈妈碰,还说有点肚子疼。看着浩浩难受的样子,妈妈很着急。

　　妈妈把浩浩送到医院,医生做了详细检查和拍片后告诉妈妈,浩浩可能得了肠梗阻。在做了通便等紧急处理后,浩浩的腹胀明显缓解了。分析原因,可能是浩浩吃自助餐暴饮暴食,导致了胃肠功能紊乱引起腹胀。其实,除浩浩这种情况外,还有很多原因会引起腹胀,根据不同的原因,其处理方法也各不相同。

　　腹胀即腹部膨隆,可由于肠腔、腹腔内积气、积液、腹内巨大肿物或腹肌无力引起,小儿腹胀多以气胀最为多见。腹胀是一种临床症状,在正常情况下,2岁以上小儿与成人一样,除胃与结肠外,小肠内均无气体,而新生儿小肠内正常情况下均应充气,无积气则多为病理现象。特别是饱食后全腹膨胀,高出剑突,饥饿时则腹部空瘪,如果持续膨胀不瘪,并有张力则可认为是腹胀。患儿多有急或慢性病容,腹部隆起高于胸部,严重的腹胀可影响呼吸,不能平卧。

一、病因

引起腹胀的病因大致可分为以下6种。

1. 胃肠道疾病

(1) 胃部疾病:常见于慢性胃炎、胃溃疡、胃下垂、胃扩张及幽门梗阻等。

(2) 肠道疾病:常见于肠结核、痢疾、肠梗阻及习惯性便秘等。

(3) 其他:胃肠神经官能症。

2. 肝、胆与胰腺疾病　常见于急慢性肝炎、肝硬化、慢性胆囊炎、胆石症及胰腺炎等。

3. 腹膜疾病　常见于急性腹膜炎、结核性腹膜炎等。

4. 心血管疾病　常见于心力衰竭、肠系膜动脉硬化症、肠系膜动脉梗死等。心绞痛和心律失常亦可反射性地引起腹胀。

5. 急性感染性疾病　如败血症、重症肺炎及伤寒等。

6. 其他　可见于手术后肠麻痹、肺气肿、哮喘病、低钾血症、吸收不良综合征、脊髓病变、药物反应、甲状腺功能低下等。

二、诊断要点

需要根据患儿的病史、症状、体征及临床检查来确诊。主要症状有以下几种。

1. 嗳气　是胃肠胀气的常见症状,多见于慢性胃炎、幽门梗阻、消化性溃疡等。

2. 腹痛　腹胀气伴有全腹剧痛者,应考虑急性腹膜炎、机械性肠梗阻、肠系膜血管病等;腹胀伴上腹痛应注意有消化性溃疡的可能,腹胀伴有右上腹痛者可能为肝脏疾病;肛门排气可使腹胀缓解者,可能为结肠积气。

3. 肛门排气　腹胀伴有肛门排气,并可获得暂时缓解者,多见于结肠胀气、便秘、肠功能紊乱等;腹胀而

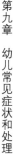

肛门停止排气为肠梗阻的征象。

4. 其他 胃肠胀气伴有呕吐者常见于上部肠道梗阻、腹膜炎及肝胆疾病；伴有腹泻多见于肠道感染、结肠过敏、肠道菌群失调、吸收不良综合征、慢性肝病等；气胀伴有便秘者，多见于习惯性便秘、肠梗阻、先天性巨结肠等。

三、处理原则

如果小儿腹胀不伴有呕吐，且精神好、食欲好、大便正常、肚子摸起来软软的、体重增加正常，则可以观察，无需特别治疗，可以采用按摩的手法缓解小儿腹胀。

按摩手法：双手搓热，掌心对准肚脐，顺时针揉腹10分钟，每天2～3次；足心正中至接近足跟处，为大肠、小肠区，用指腹揉搓该部位至发热，每天2～3次。

如果小儿腹胀伴有呕吐、食欲不振、体重减轻、发热、大便带血、呼吸急促、腹痛、腹部鼓胀有紧绷感甚至能摸到类似肿块的东西等，则需立即送医院做进一步检查。

1. 病因治疗 认真寻找引起腹胀的原发病，进行针对性治疗，常能取得较好的效果。对于机械性肠梗阻，必须早期诊断及时手术消除梗阻原因。

2. 对症治疗

（1）通便：如果大便干结，可将开塞露挤入直肠内，这样可以排出大便和气体，降低结肠内压力。

（2）胃肠减压：减少吞咽气体的存在，吸出消化道内滞留的气体和液体，减低肠道内压力，使肠道得以休息，等待恢复功能。

（3）如果用以上两种方法都不奏效，且无肠梗阻证据，可在医生的指导下选用药物促进肠蠕动。

（4）禁食，静脉输液，纠正电解质紊乱，对低钾血症者给予适量的氯化钾。

（5）腹胀消失后，可服用多酶片和益生菌制剂。

（6）避免食用产气食品，如豆类和薯类等；容易腹胀的小儿，平时应多吃易消化的食物，如萝卜、金橘、山楂等。

便　秘

 案例

洋洋今年已经上幼儿园中班了，但一直以来父母都很操心洋洋吃饭的问题。洋洋不仅吃饭慢，还挑食，不肯吃蔬菜，所以经常大便干结。近一个月，洋洋一到大便时就哭闹喊疼，不愿解大便。有时还需要开塞露通便，大便才能解出，而且解出的大便还又粗又硬。这两天妈妈发现洋洋解出的大便上带少量鲜血，这可吓坏妈妈了，妈妈赶紧把洋洋带到医院。

医生给洋洋做了检查，询问了病史，初步考虑洋洋是因为大便干结导致肛裂，从而引起大便带血。这和洋洋平时的饮食习惯有关，不喜欢吃蔬菜，导致食物中纤维素太少，容易发生便秘。除了饮食因素外，还有很多原因可以引起便秘。

便秘包括4个方面的内容：①排便次数过少。正常饮食情况下，排便次数为每日1～2次或2～3日排便一次，如果排便次数每周少于3次可视为排便次数过少，严重者可2～4周排便一次。②排便时间延长或排便困难。重者每次排便时间可长达30分钟以上，合并肛裂者可伴有肛门疼痛或便血。③粪便干结。由于排便次数减少，结肠内容物水分吸收过多，导致大便呈干块状，使排便进一步困难。④排便费力。便后有排便不尽的感觉。

病因

可分为食物性便秘、习惯性便秘、肠管功能紊乱性便秘、由肠管或肛门器质性疾病所引起的便秘4类。

1. 食物性便秘

（1）食物摄入不足。

（2）摄入食物纤维素及水分不足：大便性质和食物成分关系密切，如食物中含大量蛋白质而碳水化合物不足，肠道菌群对肠内容物发酵作用减少，大便易呈碱性、干燥；如食物中含较多的碳水化合物，肠道发酵菌增多，发酵作用增强、产酸多，大便易呈酸性，次数多而软；如食入脂肪和碳水化合物都高，则大便通畅。如进食大量钙化酪蛋白，粪便中含多量不能溶解的钙皂，易便秘。碳水化合物中米粉、面粉类食品则较谷物类食品易于便秘。

（3）偏食：许多小儿喜食肉类，少吃或不吃蔬菜，食物中纤维素太少，也易发生便秘。

2. 习惯性便秘

（1）不规则排便习惯：生活不规律或不按时排大便，未形成排便的条件反射则容易导致便秘。

（2）滥用泻药或灌肠。

3. 肠管功能紊乱　先天性巨结肠、由各种慢性疾病引起的生活能力低下、肌肉神经疾病、脊髓病变（脊柱裂或隐性脊柱裂、脊髓肿瘤、脊髓炎等）。

4. 肠管、肛门器质性病变　肛门、直肠畸形（闭锁或狭窄）、肛裂、结肠过长、肠梗阻、肠套叠等。

 诊断要点

新生儿生后24小时未排出胎便，高度怀疑消化道梗阻，应进一步检查如拍立位腹部平片等。婴儿生后即开始便秘，应注意与甲状腺功能低下和先天性巨结肠鉴别。

儿童便秘则应详细询问病史，包括饮食情况、排便习惯、服用药物史、有否伴发其他症状：如腹痛、呕吐、腹胀、生长障碍等。同时要进行详细体检和必要的辅助检查以便和神经性或器质性梗阻鉴别。

 处理原则

对便秘儿童，应首先区分是否需要立即处理。若进食、全身状态以及体重的增加等均无异常，则一般不予处理，继续观察。如伴有食欲减退、腹部胀满，尤其伴腹痛、呕吐、便血者，则应去医院诊治。对某些找不出便秘原因或经适当处理后仍不见效者，需在医生的指导下做相关检查，以助诊断。

大部分儿童的便秘是由于饮食因素引起，因此遇到便秘的儿童，千万不要经常吃泻药或用开塞露、肥皂头通便，否则一旦养成习惯后，便秘更难纠正。所以治疗的根本应放在改善饮食内容，多补充水分和含纤维素多的食物（如谷物、蔬菜等），同时养成排便习惯，药物治疗只在必要时临时使用。

1. 饮食管理

（1）幼儿膳食中应增加含纤维素较多的蔬菜和水果，适当食用粗糙多渣的杂粮，如玉米、薯类等。

（2）营养不良小儿便秘，应注意补充营养，逐渐增加摄入量，营养状况好转后，腹部肌肉力量增加，肠管推动粪便前进的力量增强，会慢慢恢复正常的排便。

2. 建立良好的排便习惯　排大便是条件反射性运动，小儿经过训练能养成按时排便的习惯。

（1）3个月以上的婴儿可以慢慢训练每日在固定的时间排便。

（2）3岁以上的小儿可以在进餐后，让小儿坐便盆5～10分钟，同时摆好适当的脚姿势支持身体，作为条件反射的信号，从而养成良好的排便规律。

（3）小儿有便意时，成人不应忽视，更不能强行压制，应尽量使小儿排便的环境和排便姿势方便舒适，以免抑制便意，破坏排便习惯。

3. **药物** 合理使用通便药物,如酚酞、乳果糖、开塞露等。
4. **中医治疗** 中医相关方剂。

腹 泻

 案例

> 丽丽10天前开始每天3次大便,较稀,但精神还挺好,近一个星期出现呕吐,吐出胃内容物,大便次数增加,1天5次,很稀,量了一下体温为39℃,食欲差,口渴喜欢喝水,小便次数也增多,幼儿园老师发现丽丽精神稍差,随打电话让其父母陪同送往医院进行检查。
>
> **分析**:丽丽大便次数增多,大便很稀,有发热及呕吐,存在腹泻的症状,需要送往医院以完善相关的检查,明确诊断,早期治疗预防脱水。

腹泻是指排便次数较平时突然增多或逐渐增多,粪质稀薄,水分增加。是婴幼儿最常见的疾病之一。发病年龄多在2岁以下,1岁之内者约占50%。

一、病因

引起腹泻的原因主要分为非感染和感染两大因素。

1. **非感染性因素** 主要表现在以下几个方面:

(1)饮食不当:如吃得太多、太油、太冷,频繁地调换新食品,或吃了腐败变质有细菌毒素污染的食物等,都容易引起小儿腹泻。

(2)不良刺激:受凉、过热、精神情绪不佳,或过分紧张或受惊吓,也会引起腹泻。

(3)过敏性腹泻:因吃了容易引起过敏的食物而致腹泻。

(4)其他:如特异性溃疡性结肠炎、糖原性腹泻病等。

2. **感染性因素** 包括肠内及肠道外感染。肠内感染是:①细菌性感染:主要是大肠杆菌、痢疾杆菌、志贺菌属、沙门菌属、侵袭性大肠杆菌、空肠弯曲菌、耶尔森菌、霍乱弧菌和金黄色葡萄球菌等引起。常因牛奶污染、牛奶未经煮沸、奶具(如奶瓶、奶头)未能每次清洗煮沸等原因引起。②病毒感染:常见轮状病毒、呼吸道肠道病毒感染、肠腺病毒、诺沃克病毒等。而肠道外感染,如上呼吸道感染、中耳炎、肺炎、泌尿道等感染,常有明确的原发灶,导致发热、感染病原体释放毒素,使肠道功能紊乱,肠蠕动增加引起腹泻的发生。病毒性腹泻常在秋冬季流行,细菌性腹泻则多发生在夏季。

二、表现

不同病因引起的腹泻具有不同的临床表现,分别简述如下。

1. **饥饿性腹泻** 粪便黏液多,粪质少,色深绿,见于长期饥饿或母乳不足的婴儿。

2. **糖(淀粉)过多** 粪便呈深棕色、水样泡沫状,呈酸性反应,表示碳水化合物消化不良。

3. **脂肪消化不良** 粪便为淡黄色、液状、量多、发亮,在尿布上油腻不易洗掉。

4. **小肠炎** 粪便稀甚至水样或蛋花汤样,常见肉眼黏液脓血。病毒性肠炎粪便多为白米汤样或蛋花汤样。

5. **结肠炎** 常为黏液、脓血便。

6. **血便** 鲜血水样或果酱样粪便,腥臭味并发热、腹痛、腹胀者应考虑为出血性坏死性肠炎。粪便极少,伴有阵发性腹痛者应考虑肠套叠。阿米巴痢疾便以血便为主,并有大量黏液。

7. 其他胃肠道症状

（1）腹痛：腹痛突出以渗出性腹泻和侵袭性腹泻多见。腹痛的部位可能提示病变的部位，如小肠病变的疼痛位于脐周或右下腹（回肠）；结肠病变的疼痛多位于下腹部；直肠受累则多有里急后重。腹泻不伴有腹痛，提示非炎症性肠功能紊乱。

（2）呕吐：吐出物多系不消化物，严重时吃什么吐什么。严重酸中毒时可吐咖啡渣样物。轮状病毒性肠炎患儿呕吐常发生在腹泻之前，腹泻出现后呕吐可持续1～2天停止。

8. 发热 各种肠炎可有不同程度发热。

三、处理原则

患儿出现腹泻时应及时送往医院，由医生进行评估、检查进行相关的治疗。腹泻病的治疗原则包括预防脱水、纠正脱水、继续饮食、合理用药。预防和治疗腹泻时的脱水是治疗腹泻的关键。脱水的纠正需要补充液体和电解质，其方法是口服补液和静脉补液两种。口服补液简便、安全易于掌握，轻中度腹泻可采用此种方法。静脉补液只有在严重脱水、病儿有呕吐及口服补液盐失败时使用。

四、预防

（1）合理喂养，婴儿期提倡母乳喂养，及时添加辅助食品，每次限一种，逐步增加，适时断奶。人工喂养者应根据具体情况选择合适的代乳品。

（2）对于生理性腹泻的婴儿应避免不适当的药物治疗，不要由于婴儿便次多而怀疑其消化能力，而不按时添加辅食。

（3）养成良好的卫生习惯，注意乳品的保存和奶具、食具、便器、玩具和日常用品的定期消毒。

（4）感染性腹泻患儿，尤其是大肠杆菌、鼠伤寒沙门菌、轮状病毒肠炎的传染性强，集体机构如有流行，应积极治疗患者，做好消毒隔离工作，防止交叉感染。

（5）避免长期滥用广谱抗生素，对于即使无消化道症状的婴幼儿，在因败血症、肺炎等肠道外感染必须使用抗生素，特别是广谱抗生素时，亦应加用微生态制剂，防止由于难治性肠道菌群失调所致的腹泻。

（6）轮状病毒疫苗接种为预防轮状病毒肠炎的理想方法，口服疫苗已见诸报道，保护率在80%以上，但持久性尚待研究。

便　血

 案例

兜兜4岁半了，一天兜兜大便颜色发黑，他没有在意，过了一个月左右，兜兜的便便还没有改变，仍有黑便，他并没有特殊的饮食，他告诉了幼儿园老师，幼儿园老师仔细询问了一下病史，没有呕吐及腹泻，食欲尚可，无牙龈出血及鼻出血等。幼儿园老师发现兜兜发育正常，精神稍差，面色稍白，全身皮肤无黄染，未见出血点及淤斑，遂嘱咐其父母带兜兜去医院检查。

分析：兜兜大便颜色变黑，精神稍差，面色稍白，可能存在便血，需要去医院完善相关检查，明确诊断早期治疗。

肛门排出的大便中带血，不管颜色是鲜红的、暗红的还是柏油样的都称为便血。大多数便血都是由于消化道疾病引起的，但也可以是全身疾病表现的一部分，有时吞入来自消化道外的血液也可引起"便血"。

一、病因

1. **消化道疾病** 为便血最常见原因,包括食管静脉曲张、食管异物、溃疡病、急性胃炎、胃粘膜脱垂、肠套叠、出血性坏死性小肠炎、绞窄性肠梗阻、美克耳憩室、肠息肉、肛裂等。

2. **血液性疾病** 新生儿出血症、血友病、白血病、再生障碍性贫血、血小板减少及过敏性紫癜。

3. **其他** 全身感染性疾病,如败血症、伤寒等,新生儿吞入母亲产道血或乳头破裂的血,鼻、咽、齿龈出血的吞入等。

4. **食物或者药物的影响** 某些食物或者药物也可引起大便颜色的变化,有时容易与便血混淆。如夏天吃大量西瓜和西红柿后可以使大便颜色变红,贫血小儿服用铁剂后大便可发黑,食用动物血后大便颜色也可发黑,这些由于食物和药物引起大便颜色的变化不属于便血。

二、表现

不同病因引起的便血具有不同的表现,分别简述如下。

1. **血色鲜红** 鲜血附在大便表面。如果解大便时小儿哭吵要想到是否肛裂,如果没有哭吵要考虑肠息肉。

2. **果酱样大便** 是血和黏液混合似黏冻样的大便。如果发生在 6~18 个月的小儿,同时伴有阵发性哭吵,要考虑肠套叠。

3. **脓便血** 大便中有像鼻涕状的黏液和脓血,伴有发热、腹痛、里急后重时,要想到细菌性痢疾的可能。

4. **赤豆汤样大便** 大便呈血水样,味腥臭,要考虑坏死性小肠炎,病儿常常伴有腹痛、腹胀,本病起病急骤,预后严重,应高度重视。

5. **暗红色血便** 说明出血部位大多在小肠和结肠,大便和血液相混合,如果大便量多而不伴腹痛,常为美克耳憩室;如果血便量少要考虑肿瘤或者肠结核等病。

6. **柏油样便** 出血的部位较高。考虑胃和十二指肠出血,如胃溃疡、胃炎、十二指肠溃疡等。

三、处理原则

患儿出现便血时应及时送往医院,由医生进行评估、检查进行相关的治疗。

(1) 病因治疗:针对便血的不同病因进行相应的处理,一般都能治愈便血。

(2) 对症治疗:病儿安静卧床休息,进流质或软食,新生儿注意保温,给予止血剂、镇静剂等。

(3) 内镜治疗。

(4) 介入性治疗。

(5) 外科手术治疗:若血红蛋白下降、血压下降、脉搏增快、患儿烦躁不安、有休克表现者,应准备手术探查。

四、预防

(1) 合理膳食,保持大便通畅。

(2) 预防感染,增强免疫力。

(3) 积极治疗原发病。

第三节　呼吸道症状

案例

4岁的琳琳已经断断续续咳嗽两个月了,白天不咳嗽,一到晚上就开始一阵阵地咳,早上起床也会咳嗽几声,以干咳为主,有时有点痰,没有发热。曾看过好几家医院,胸部X线摄片及血象均无异常,按"上感"、"支气管炎"、"咽炎"治疗过,服用过抗生素、止咳化痰药,可是咳嗽一点也不见好转。看着琳琳晚上不停地咳嗽,妈妈心急如焚。

咳　嗽

咳嗽是呼吸道疾病的常见症状之一,也是非呼吸道或全身性疾病的常见症状。咳嗽是机体的一种保护性反射,其作用是清除呼吸道的分泌物、渗出物以及侵入呼吸道的异物,消除呼吸道刺激因子,它是机体防止感染的防御反射。小儿的喉、气管、支气管对刺激特别敏感,各种刺激如分泌物、异物或刺激性气体均易引起咳嗽。小儿的喉、气管及支气管管腔相对狭窄,且缺乏有效的咳嗽反射,咳嗽的力量较弱,咳嗽常伴有呕吐。小儿咳嗽不能有效清除呼吸道分泌物及吸入物,常因吸入鼻咽部分分泌物或呕吐物而发生气道梗阻。小儿频繁的咳嗽可引起呕吐、影响睡眠、消耗体力,不利于疾病的恢复。咳嗽4个月以上称慢性咳嗽,更需查明原因。

根据上述案例中琳琳的咳嗽特点,琳琳其实患的是"过敏性咳嗽",临床上称为"咳嗽变异型哮喘"。后进一步询问,琳琳婴儿期就经常出湿疹,平时爱揉眼睛、揉鼻子,还经常打喷嚏,遇到季节变换时还会流清鼻涕,爸爸有"过敏性鼻炎"。确诊后,医生给琳琳口服抗过敏药物,琳琳咳嗽很快就好转了。其实,咳嗽有很多原因,不同原因的咳嗽其起病方式及相应的伴随症状也有所不同,治疗方法也各异。

一、病因

1. 呼吸道感染　上呼吸道感染(如流行性感冒、喉炎、扁桃体炎等)、急慢性气管和支气管炎、支气管哮喘、咳嗽变异型哮喘、各种病毒性、细菌性、支原体及衣原体肺炎以及胸膜炎等均可引起咳嗽。

2. 呼吸道受压及物理性阻塞　任何压迫、阻塞气道,或使呼吸道管壁受刺激或管腔扭曲、狭窄的病变,均可引起咳嗽,如支气管肺门淋巴结结核、纵隔肿瘤、气管或支气管异物、呼吸道分泌物或呕吐物的吸入、胃-食管反流综合征等。

3. 变态反应和自身免疫性疾病　过敏性鼻炎、支气管哮喘等变态反应性疾病,系统性红斑狼疮、类风湿性关节炎等自身免疫性疾病侵犯胸膜或肺。

4. 吸入刺激性气体　吸入高温气体或寒冷空气,吸入二氧化硫、氯、臭氧或硫酸、硝酸及甲醛等气雾。

5. 其他　外耳道湿疹、异物、耵聍等刺激可引起反射性咳嗽。

二、诊断要点

应询问咳嗽的特点,具有不同特点的咳嗽常提示不同的疾病。还应注意询问异物吸入的可能性及传染病(特别是百日咳和结核)的接触史。

婴幼儿突起咳嗽,应考虑呼吸道异物的吸入。起病缓慢、病程迁延者,可能为慢性呼吸道感染。病程短者(<2周)常为呼吸道或肺部急性感染;病程长者多考虑为咳嗽变异型哮喘、肺结核、支气管扩张等。单声咳嗽多见于咽炎。阵发性痉挛性咳嗽多见于异物吸入、百日咳、支气管哮喘、支气管内膜结核及支气管肿瘤。连续性咳嗽见于肺部炎症。犬吠样咳嗽多见于喉炎、气管异物等。晨起阵咳且痰多,见于上呼吸道炎症和支气管扩张。昼轻夜重的咳嗽见于百日咳及哮喘。出生后进食呛咳,考虑为先天性食管气管瘘。

咳嗽伴有发热,常见于呼吸道感染、肺部肿瘤等;伴有胸痛,见于大叶性肺炎、胸膜炎、化脓性心包炎等;伴有气喘,见于毛细支气管炎、喘息性肺炎、呼吸道异物等;伴有咯血,见于支气管扩张症、百日咳等。

三、处理原则

(一)家庭指导

(1)如果小儿只是偶尔咳嗽几声,不需要进行特殊处理。如果咳嗽频繁并且出现其他症状,如发热、咳痰、气促、胸痛、呼吸困难等,则需尽早去医院就诊。

(2)当小儿咳嗽很厉害以致喘不过气来时,可以将小儿抱起来轻拍几下背部,或让其抬起上身坐起来,这样会使小儿感到舒服一些,减轻咳嗽症状。

(3)如果小儿咳嗽的同时伴有呕吐,要将其抬高上身坐直,或把脸朝着侧面躺,这样可以避免吐出来的东西堵住呼吸道。

(4)为了避免小儿晚上睡眠时咳嗽,可以让其取侧卧位,最好将头部或上身用毛巾、枕头垫得稍高一些,以免呼吸道分泌物反流到气管引起咳嗽。

(5)小儿咳嗽得很厉害时,不宜玩耍得太疲劳,以免加重咳嗽。

(二)诊疗建议

1. 病因治疗　咳嗽为多种疾病的常见症状,首先应治疗原发疾病,如各种感染性疾病应针对病原给予有效抗生素或抗病毒、抗真菌治疗。变态反应性疾病应给予抗过敏治疗。

2. 对症治疗

(1)镇咳、祛痰剂:轻微咳嗽不需要镇咳治疗,特别在有痰时单独使用镇咳剂不利于呼吸道分泌物的排出。持续性干咳影响患儿睡眠,必要时可给予小剂量镇咳剂或镇静剂,但使用一定要慎重,且次数不宜多。有痰时可使用祛痰剂。

(2)超声波湿化雾化疗法:有助于保护呼吸道黏膜,增强纤毛活动能力,可使痰液稀释,以利排出。

(3)支气管扩张剂的使用:婴幼儿气道狭窄,炎性分泌物不易排出,可考虑合并使用支气管扩张剂。

(4)胸部理疗:通过物理刺激促进神经、血管、淋巴及免疫系统的作用,调整和改善机体功能,加强药物疗效,促进疾病痊愈。常用于疾病恢复期或慢性阶段。

3. 外科手术疗法　支气管镜异物取出、肿瘤摘除、先天性畸形手术矫正等。

四、预防

(1)加强体格锻炼,多让小儿参加户外活动,提高机体抗病能力。

(2)气候转变时要及时增减衣服,防止过冷或过热。

(3)避免孩子挑食偏食,保证新鲜的蔬菜、水果摄入。

(4)在冬、春季呼吸道疾病多发期间,尽量少带小儿去人多拥挤的公共场所,以减少接触病原菌的机会。若家里人患咳嗽,应避免接触。

(5)家里经常开窗,保持新鲜空气交换和流通。

(6)防治小儿过敏性咳嗽,应避开诱发因素,如宠物、花、尘螨、油烟等;长毛绒玩具等应定期清洗,最好不要抱着长毛绒玩具入睡。

呼吸困难

案例

    2岁的牛牛很调皮,常常在妈妈稍不留神时,搞得满地都是玩具,还总喜欢把东西往嘴里塞。今天早上起床后,妈妈把牛牛一个人留在床上玩玩具,自己去厨房准备早餐。没多久,妈妈突然听到卧室里传来牛牛剧烈的咳嗽声,她赶紧跑回卧室,看到牛牛面色青紫,呼吸困难。妈妈赶紧把牛牛送往医院,医生做了紧急处理后向妈妈询问病史。妈妈告诉医生,她发现牛牛呼吸困难的时候看见床上的一堆玩具里藏着一个果冻,果冻已经被打开了。医生随即进行拍片等一系列检查,确诊牛牛是因为支气管异物引起的呼吸困难,最终在支气管镜下将异物取出,牛牛转危为安了,而这个异物就是果冻中的椰果。

    分析:异物吸入是引起小儿呼吸困难的急症,严重时会引起窒息、危及生命。除此之外,还有很多原因会引起小儿呼吸困难,其相应的临床表现及处理也各不相同。

    呼吸困难不仅是指患儿主观感觉空气不足,呼吸费力的症状,而且也是一种客观体征,表现为辅助呼吸肌参与呼吸运动,呼吸增快(正常呼吸频率新生儿为 40 次/分,婴幼儿 30 次/分,儿童约 20 次/分),呼吸节律、深度及呼气相、吸气相之比发生改变。呼吸困难大致可分为轻、中、重三度:轻度时仅表现为呼吸增快,或节律稍有不整,哭闹、活动后可出现轻度青紫;中度呼吸困难除呼吸频率增快外,表现为"三凹征"(吸气时胸骨上窝、肋间及肋下凹陷)、点头呼吸等代偿性辅助呼吸肌运动,患儿常烦躁不安、青紫,吸氧后症状有所缓解;重度呼吸困难时,上述症状均加重,吸氧仍不能使青紫缓解。临床应特别注意观察呼吸困难的体征,包括呼吸频率、深度、节律的改变以及端坐呼吸、鼻翼扇动、胸凹陷、喘鸣、呻吟和青紫等。

一、病因

    1. 呼吸系统疾病　是引起呼吸困难的最常见疾病。常见病因有:①上呼吸道疾病:喉软骨软化病、鼻炎、咽后壁脓肿、会厌炎、喉痉挛、气管异物等;②下呼吸道疾病:肺炎、毛细支气管炎、百日咳、哮喘等;③胸腔及胸廓疾病:各种病因的胸腔积液、气胸、胸廓畸形等。

    2. 心血管系统疾病　呼吸困难是心功能不全即心力衰竭的常见症状,尤其是左心衰竭时,患儿除有引起心力衰竭的原发病症状、体征(如心脏扩大、杂音或血压增高)外,常有心率、呼吸增快,端坐呼吸、颈静脉怒张、肝脏肿大、水肿等静脉压增高的表现。青紫型心脏病缺氧发作也可表现为极度呼吸困难。

    3. 神经系统与肌肉疾病

    (1) 呼吸中枢过度兴奋与衰竭:脑炎、脑膜炎、中毒性脑病、颅内出血等引起呼吸中枢过度兴奋,最终导致脑水肿、颅内压增高及脑疝引起呼吸衰竭。

    (2) 末梢神经、肌肉麻痹:脊髓灰质炎、急性脊髓炎、重症肌无力、有机磷中毒所致的呼吸肌麻痹等。

    4. 代谢异常　各种病因所引起的重症代谢性酸中毒,可因加速排出二氧化碳而致呼吸急促、深长。严重低钾血症可致呼吸肌瘫痪而引起呼吸困难。维生素 B_1 缺乏也可致呼吸急促、烦躁。

    5. 细胞内呼吸功能障碍　多由中毒所致,如一氧化碳、亚硝酸盐等。

    6. 精神因素　如癔症、屏气发作。

二、诊断要点

    对新生儿、婴儿应着重注意先天畸形、宫内和产时窒息、产时损伤、宫内感染和产后感染等方面病史。

对幼儿、年长儿重点了解呼吸困难的发生时间和起病方式、呼吸困难的伴随表现。突然呛咳后发生呼吸困难，首先考虑异物吸入；反复阵发性呼吸困难见于哮喘；伴发热应考虑呼吸系统感染；伴心慌、胸闷、心前区不适、青紫、乏力等首先考虑心血管疾病；伴意识障碍、肢体瘫痪、惊厥等首先考虑神经系统疾病。如无器质性疾病，呼吸困难发生呈重复性、发作性、戏剧性，需考虑癔症、屏气发作等精神因素。此外，需注意有无化学毒物接触史及药物应用史。

三、处理原则

当小儿出现呼吸困难时，家长或幼儿园老师应立即送其至医院就诊。若疑为呼吸道异物时，应先进行急救(方法见喘鸣)，并同时急送医院。

1. **病因治疗** 呼吸困难的治疗应针对不同的病因进行治疗。呼吸道先天畸形，应适时手术。细菌感染，应选择有效抗生素。突然发生呼吸困难小儿，疑为气管支气管异物时，应通过支气管镜检取出异物。

2. **氧疗** 呼吸困难多因缺氧所致，严重缺氧可致机体重要脏器细胞不可逆损害(如脑细胞)，故积极纠正缺氧很重要。给氧时必须保持呼吸道通畅，有自主呼吸者，应保持头后仰、颏上举或下颌角前推，必要时还应插口咽或鼻咽通气管。随时注意吸痰，湿温化气道以利分泌物排出。雾化吸入，目前多采用超声雾化器进行雾化。给氧方法可用鼻导管、口罩或面罩法。

3. **强心剂和血管活性药物的应用** 因心力衰竭所致呼吸困难或呼吸系统疾病伴心力衰竭，均应即时用强心和利尿剂治疗。血管活性药物能改善微循环，减轻心脏前后负荷，改善心功能。

4. **其他措施** 气管插管、气管切开和机械呼吸，以及呼吸兴奋剂及糖皮质激素的应用，输血及血浆，纠正水、电解质失衡，物理疗法，中医中药治疗等。

<h1 style="text-align:center">喘 鸣</h1>

案例

> 3岁的艳艳从小就患湿疹，还有哮喘，常常是感冒后就会出现喘鸣。每次妈妈给艳艳吃点平喘药，喘鸣没几天就会好了。而这次，艳艳喘鸣已经一周了，吃过平喘药却不怎么见效，甚至还出现了咳嗽、低热，吃了抗生素也不见好转。妈妈带艳艳去医院，医生进行了验血、拍片、体格检查后，发现胸片上显示艳艳的支气管里有一个金属异物，立即在支气管镜下把异物取了出来，艳艳的喘鸣症状随即消失了。妈妈这才想起来，两周前她的口袋里不见了一个珠子，没想到是艳艳拿着放嘴里玩，不小心呛到气管里，也许是当时没什么不舒服，艳艳也就没敢告诉妈妈。
>
> **分析**：支气管异物会导致支气管梗阻而引起喘鸣。其他一些能引起咽喉部、气管黏膜肿胀、分泌物增多、狭窄的原因均可能导致喘鸣。

喘鸣为婴幼儿及儿童呼吸道疾病的重要表现之一。婴幼儿喘鸣多由先天性疾病引起，感染性疾病次之，但后者常导致危重情况，应注意鉴别。喘鸣是由气流通过变窄的呼吸道经摩擦和震动发出的声音。先天性呼吸道畸形中喉畸形占半数以上。婴幼儿喉腔狭小，黏膜疏松，黏膜下淋巴组织丰富，加之抗感染力较弱，极易水肿。婴幼儿及儿童声门或声门下病变较成人多见，且易于发生梗阻，出现喘鸣。

一、病因

1. **先天性疾病** 按发病率高低依次为先天性喉软骨软化(先天性喉喘鸣)、会厌畸形、声门下狭窄、先天性声带麻痹、气管软骨软化、气管前壁受压、支气管狭窄或软化等。

2. 感染性疾病　按发病率高低依次为急性喉炎、急性会厌炎、气管支气管炎、扁桃体肿大、咽后壁脓肿、咽白喉等。

3. 其他　喘鸣性喉痉挛,喉、气管、支气管异物,新生物如儿童期喉乳头状瘤,气道外伤,遗传性血管神经性水肿,反射性喉痉挛等。

二、诊断要点

详细询问发病的时间、诱因、起病快慢、有无进行性加重,了解喘鸣的特点以及相关情况。

出生后不久发生喘鸣、无明显诱因(或仅有消化不良、营养欠佳)、无感染表现,且喘鸣发展到一定程度后相对稳定,需考虑先天性疾病。有感染病史及感染症状,如发热、咳嗽、咽喉疼痛等,需考虑感染性疾病。先表现为进行性声嘶,其后逐渐出现持续性吸气性喘鸣,考虑为新生物。有异物吸入史,突发呛咳、呼吸困难等症状,为异物吸入。伴有佝偻病表现,常于夜间突发吸气性喘鸣、发绀,需考虑喘鸣性喉痉挛。伴有皮肤黏膜症状如皮疹、局部风团、水肿等,需注意变态反应性疾病。

三、处理原则

婴幼儿及儿童的喘鸣病因复杂,病情多变,可危及生命,有"良性喘鸣"骤然死亡者。应密切观察病情,及时送医院就诊,按轻重缓急,分别处理。

1. 对症治疗　病情重者,针对呼吸道狭窄,保持呼吸通畅为首要目标。将患儿置于合适体位,必要时给氧,注意保暖、增湿(空气)、吸除痰液(此项操作可能引起喉痉挛,加重呼吸困难,应正确掌握,仔细进行),慎重使用镇静剂。

2. 病因治疗

(1) 感染性疾病:应及时适当的使用抗生素和氢化可的松。

(2) 呼吸道异物:如果发现孩子将异物吸入气道,应当马上让孩子俯卧在自己的双膝上,将孩子头部位置放低(小婴儿可倒拎其双脚,使其头在下、脚在上),拍击其背部,以协助孩子把异物咳出。同时要急送医院,在气管镜下及时将异物取出。

(3) 喘鸣性喉痉挛:发作时应松解衣服,加强护理。酌情补给葡萄糖酸钙,维生素 A、D 等。

(4) 喉软骨软化:导致喘鸣的先天性疾病中,以喉软骨软化最多见。通常在 2~2.5 岁时症状可自行消失,故不需积极治疗。但应防止受凉,避免突然受惊。

3. 支持疗法　加强全身支持疗法,注意营养及水电解质平衡。

鼻 塞 / 流 涕

 案例

兰兰刚上幼儿园一个星期,有一天妈妈去接兰兰回家,发现她鼻塞,还打喷嚏。兰兰告诉妈妈,最近天气冷,幼儿园好多小朋友都感冒了,她的好朋友琴琴这几天也一直在流鼻涕。妈妈看兰兰精神挺好,胃口也好,就没当回事,晚上还给兰兰洗了个热水澡。没想到第二天起床,兰兰也流鼻涕了。妈妈带兰兰去看医生,经过询问病史及详细检查,医生确诊兰兰得了急性鼻炎,即我们平时所说的感冒,嘱咐妈妈要注意让兰兰多喝热水、注意休息、清淡饮食,并口服抗病毒药物。

分析:鼻塞、流涕的原因有很多,急性鼻炎是其中一种比较常见的原因,不同原因的鼻塞、流涕其表现及治疗也不同。

鼻塞及流涕是鼻腔及鼻窦病变所引起的最常见的症状,也可以由鼻咽部的病变所致。鼻塞是鼻腔通气道的阻塞,可以是交替性、持续性、间歇性、单侧或双侧,部分阻塞或完全性阻塞,或仅有阻塞感。由于鼻腔是呼吸气流进出的主要通道,一旦鼻腔气流通道因各种因素(机械性、感染性、变态反应性)造成不同程度狭窄或阻塞,将严重影响患儿呼吸道的健康。长期鼻塞由于影响正常的经鼻呼吸,可引起各种不良后果,如婴幼儿的营养不良、颌面发育畸形、咽鼓管功能不良导致的听力下降。流涕是指鼻腔分泌物增多,向前由前鼻孔外溢、擤出或向后经后鼻孔入鼻咽部喉,咽下或吐出(后鼻孔溢液)。鼻分泌物可为水样性、黏液性、黏液脓性、纯脓性、黏液或脓样带血性及干酪性等。鼻塞及流涕可以单独成为一个症状,但常同时存在。

一、病因

(1) 鼻前庭炎、前鼻孔狭窄和闭锁
(2) 鼻黏膜病变:如急、慢性鼻炎,变态反应性鼻炎,萎缩性鼻炎等。
(3) 鼻中隔偏曲、穿孔、血肿及脓肿。
(4) 先天性后鼻孔狭窄或闭锁。
(5) 鼻腔占位性病变:如鼻息肉。
(6) 鼻腔异物。
(7) 鼻窦病变:如急、慢性鼻窦炎、婴幼儿上颌骨骨髓炎和鼻窦黏液囊肿等。
(8) 其他:鼻咽部狭窄或闭锁和增殖腺肥大等。

二、诊断要点

交替性鼻塞常见为慢性鼻黏膜炎;单侧鼻塞常见为鼻中隔偏曲、慢性增生性鼻炎、鼻腔异物等;进行性鼻塞常见为良性肿瘤、鼻息肉、鼻腔及鼻窦恶性肿瘤、鼻咽部纤维血管瘤;持续性或固定性鼻塞常为慢性增生性鼻炎、萎缩性鼻炎、鼻中隔偏曲、鼻咽部闭锁;暂时鼻塞为急性鼻炎、急性鼻窦炎、变态反应性鼻炎、鼻中隔血肿及脓肿等。

新生儿期鼻塞常见为新生儿急、慢性鼻炎、先天性后鼻孔闭锁、鼻梅毒、鼻白喉等;婴幼儿期鼻塞常见为上颌骨骨髓炎、急慢性鼻炎、急慢性筛窦炎及上颌窦炎;儿童期鼻塞常见为增殖腺肥大、儿童期急性传染病、鼻腔异物、后鼻孔息肉、鼻窦炎。

流涕为水样分泌物常见于急性鼻炎早期、过敏性鼻炎;黏液性分泌物常见于物理性刺激、慢性黏膜炎症等;黏液脓性分泌物见于急性鼻炎恢复期、慢性增生性鼻炎、慢性鼻窦炎;脓性分泌物见于婴幼儿急性上颌骨骨髓炎、大儿童齿源性上颌窦炎;血性分泌物需考虑急性鼻炎、急性发热病、传染病、血液病、萎缩性鼻炎、鼻腔异物等。

三、处理原则

孩子流涕时,要及时清除鼻涕。对婴儿和小幼儿,可以用棉花签把鼻涕卷出来,对3岁左右的孩子,可以让他们自己把鼻涕擤出来。还要根据不同病因给予相应治疗。

1. 急性化脓性炎症　如急性鼻窦炎、婴幼儿上颌骨骨髓炎,全身用药,控制化脓性感染;鼻部滴用麻黄碱液,收缩鼻黏膜,以利鼻腔引流。

2. 慢性鼻黏膜病变(包括鼻窦炎)　①清除病灶:如摘除慢性感染的扁桃体及肥大的增殖腺。②增强引流,改善通气道,解除鼻塞。如滴用麻黄碱液等。

3. 鼻腔、鼻咽部占位性病变　如异物、鼻息肉等,以及前后鼻孔的闭锁、狭窄等,适时手术治疗。

4. 脱敏　对变态反应所引起的鼻炎及鼻窦炎,进一步查清致过敏原因,采用脱敏治疗。

5. 其他　增强儿童体质,加强喂养、锻炼身体,减少上呼吸道感染,及时治疗容易导致鼻部病变的急性传染病。

咽喉疼痛

明明感冒了,妈妈给明明吃了感冒药后,就让明明早早地上床睡觉。第二天,明明感觉好些了就像往常一样去上学。中午,妈妈接到老师打来的电话,说明明发热了。妈妈赶紧到学校接明明,明明无精打采地告诉妈妈,他浑身酸痛、没有力气,还喉咙痛。妈妈带明明去看医生,医生进行了详细检查,发现明明喉咙红、扁桃体肿大,诊断明明患了急性扁桃体炎,给他开了退热药、抗生素,并嘱明明多喝水、注意休息。

分析:急性扁桃体炎是引起咽喉疼痛的感染性原因之一,此外,引起咽喉疼痛的病因还有很多。

咽喉疼痛为一常见症状,多由于局部感染所致,亦可能是全身性疾病在咽部的表现。除咽喉疼痛外,可伴有发热等全身中毒症状以及各种疾病特异性的表现。咽喉疼痛的轻重不一,轻者仅有轻微不适、干燥、灼热或钝隐痛;重者可为针刺、刀割、撕裂、搏动性跳痛,还可同时伴张口困难、流涎、语音不清、吞咽困难、声嘶、咳嗽、呼吸困难、反射性耳痛、发热等。其程度取决于疾病的性质及患儿对疼痛的敏感性,与病情的严重程度并不完全一致。

咽喉疼痛大致可分为自发性痛(在无任何动作情况下即存在的疼痛)和诱发性痛(疼痛由外界刺激、吞咽、说话时诱发,或使原有的自发性痛加重)。

一、病因

1. **咽黏膜感染** 急性非特异性咽炎、咽白喉、猩红热性咽峡炎、咽真菌病、疱疹性咽炎、传染性单核细胞增多症性咽峡炎。
2. **急性非特异性咽淋巴组织炎** 如急性扁桃体炎。
3. **颈部筋膜间隙感染** 腭扁桃体周围炎、周围脓肿、咽旁脓肿、咽后脓肿。
4. **其他** 急性喉炎,咽喉部损伤,血液病引起的咽峡炎等。

二、诊断要点

要询问咽喉疼痛的性质、程度和部位(如隐痛、钝痛、针刺痛、跳痛、撕裂痛、吞咽痛、自发痛;左侧、右侧或正中等;起病急骤或迟缓,持久或短暂)及伴随症状(如发热、声音嘶哑、言语不清、张口困难、吞咽困难、呼吸困难、颈部活动受限等)。单侧咽痛可能为扁桃体周围脓肿、咽旁脓肿;伴发热等全身感染中毒症状考虑为感染性疾病;伴吞咽困难可能为咽白喉、疱疹性咽炎、咽后脓肿等;伴全身弥漫性鲜红皮疹为猩红热性咽峡炎;伴张口困难、言语不清可能为扁桃体周围脓肿;伴高热、声音嘶哑、犬吠样咳嗽考虑急性喉炎;有咽喉部损伤史,伴吞咽困难时考虑咽部机械伤,伴失声或声音嘶哑时考虑喉外伤;有误食异物史,伴有异物梗阻感、吞咽困难等考虑咽喉部异物。

三、处理原则

首先应根据诊断,分清不同的病因,有针对性地治疗,其次可以根据具体病情给予止痛对症处理。
1. **咽喉部感染性疾病治疗**
(1) 药物治疗:病毒感染多采用抗病毒治疗及中药治疗;细菌性感染则全身应用抗生素。

第九章 幼儿常见症状和处理

（2）局部治疗：年长儿患咽、喉炎或扁桃体炎时，可用淡盐水或复方硼酸溶液漱口。有咽旁脓肿时可局部热敷或理疗。

（3）一般治疗：多休息，多饮水，吃软食，适当补充维生素 C 及 B 族维生素等。

（4）其他：扁桃体周围脓肿、咽后脓肿、咽旁脓肿形成期须切开排脓。

2. 咽喉部异物治疗　镊子或喉镜下异物取出。

3. 咽喉部灼伤治疗　保持呼吸道通畅、中和疗法、抗生素预防感染。

第四节　运动系统症状

 案例

4 岁的牛牛非常调皮，从幼儿园回来的路上总是又蹦又跳，可最近 2 个月，牛牛晚上总说腿疼，要妈妈或外婆揉揉才肯睡觉。不过第二天醒来，照样生龙活虎。起初妈妈认为牛牛是发嗲，需要妈妈的额外关心，但最近牛牛有时半夜里还会哭醒，说腿疼，妈妈想牛牛是不是真有什么问题了，所以还是决定去医院找医生诊治一下。

四 肢 痛

四肢疼痛的原因很多，这里主要介绍的是幼儿时期常见的生长痛。生长痛主要是指由于孩子的身长增加迅速，使小腿肌腱牵拉，而发生的疼痛。

 一、病因

（1）小儿处在快速生长发育的时期，下肢的骨骼生长迅速，而周围的神经、肌肉、肌腱等生长速度相对慢一些，导致骨骼会拉扯着周围组织出现牵拉疼痛。

（2）小儿的运动量大，不知疲倦，时间一长，大量的酸性代谢产物堆积在组织间，也会出现肌肉酸疼。

 二、表现

小儿生长痛一般多发生在 4～12 岁的儿童，这种状况是间歇性的疼痛，多发生在膝关节、大腿、小腿，每次发作的时间是 10 分钟至 1 小时。多在下午和晚上，尤其是白天活动量过多的时候更明显，但是往往睡一觉后，疼痛就会消失。若腿部没有异常，活动或玩耍时又不疼痛，就是一种生理性疼痛，是暂时的，过一个时期就会好的，不必治疗。痛时可在局部按摩一下，或让孩子看画报、玩玩具、做游戏等，转移孩子的注意力，疼痛一般都能缓解。

三、处理原则

病理性疼痛常与生长痛相反，活动时疼痛加重，甚至活动受限。这时，就不能疏忽大意，要及时到医院检查治疗。尤其是以下肢关节疼痛为多，常可影响行走，如风湿热、类风湿性关节炎、急性化脓性关节炎等。上述病理性疼痛常常伴有发热、局部肿胀、皮疹、甚至淋巴结肿大或局部皮肤异常的淤青、淤斑等，所以家长和老师切不可轻易认为是生长痛,从而延误诊断和治疗。

　　总之,对儿童关节疼痛不可忽视,必须排除疾病原因所致后,方可考虑生长痛。生长痛大多与饮食中摄入维生素 D 和钙不足有关,因此每天补充维生素 D 400 国际单位和钙剂后症状能够缓解。

肌 肉 疼 痛

　　运动和做游戏时受微小的损伤是儿童期肌肉疼痛最常见的原因,尤其是当孩子开展一些新的运动时,常常表现更为明显。

　　常见的导致运动过后疼痛的原因有:①运动过量:运动过后会产生乳酸,由于运动过量并且没有及时放松,就会形成乳酸堆积。这会形成肌肉的纤维粗大,也会形成运动后第二天的腰酸背疼。②运动方式错误导致的损伤:简单来说就是运动时动作的错误、变形,造成对肌体的损伤和伤害。比如,肌肉拉伤,跟腱断裂,软组织挫伤等等。

　　上述肌肉疼痛的治疗和预防主要是减少运动量,运动前多做些伸展运动,运动后及时放松肌肉,拍打放松疼痛、酸胀的肌肉群,按摩也是不错的方法。如果是错误的运动方式导致的疼痛,那么主要是静养,在近期内尽量不用受伤的地方,适量的活动,一般都可以治愈。以后的运动中注意采取正确的姿势即可。

　　如果出现以下情况,应及时去医院诊治:
- 在运动或用劲的活动中突然开始疼痛。
- 踝部或腕部扭伤后疼痛得厉害,患处迅速肿胀。
- 除了肌肉疼痛,孩子还有发热、流涕、咽痛或咳嗽等症状。
- 孩子的肌肉上有持续的肿块。

背 部 疼 痛

　　儿童背部出现的疼痛大多数是由于运动、玩耍、摔倒或肌肉用力过度而引起的损伤,其病因最常见的是肌肉拉伤、韧带扭伤或局部青肿引起的疼痛和僵直。这些背部症状一般在 1 周之内会消退,不需特别的治疗。

　　有规律的运动对所有的儿童都是有益的,但有的孩子由于运动量过大可能会引起肌肉拉伸过度而损伤从而导致背部疼痛。严重的脊柱弯曲或脊柱侧凸也可能是背部疼痛的原因,所以定期体检时应检查孩子的身体姿势,确认他们背部挺直,生长正常。如果孩子出现背部疼痛,首先要仔细询问最近是否曾参加体育活动或很用力地玩耍,是否有过轻度的摔伤或者其他受伤史,同时仔细检查背部,看看是否有淤青和肿胀,如果是,立即用冷的纱布或毛巾敷在患处,如果疼痛难忍可以在医生的指导下使用一些止痛药。

　　如果发现孩子从较高处摔下来,有活动困难,肢体麻木或刺痛或大小便失禁,那应该考虑有脊柱损伤,此时除非有生命危险,否则最好叫孩子躺着别动,赶紧与急救中心联系,送孩子去邻近的医院就诊。

　　如果孩子诉说他的后背中某一侧有剧烈疼痛,而且有尿频、尿急,有的可能还有发热和恶心,那应该考虑有急性肾盂肾炎的可能,也应该送孩子去医院就诊。

　　如果孩子经常从午睡或夜间睡眠时因背部疼痛醒来,那应考虑是否存在椎间盘炎症、感染或肿瘤的可能,也应请儿科医生仔细检查并诊治。

膝内翻(外翻)

　　幼儿特有的弓形腿和八字足到 3 岁时才会慢慢变直,几乎没有一个幼儿的双腿是真正笔直的,当孩子开始走路的时候,小腿向内的弯曲到 2～3 岁时常常会转为轻度的膝内翻。这种弯曲一般会自行矫正,不需要特殊的医疗干预。大多数孩子到青春期双腿就会长直,也有一些由于家族遗传因素而出现膝内翻、膝外翻、内八字或外八字足,直至成年。

膝内翻,俗称"O 形腿"、"罗圈腿"或"弓形腿",指的是在膝关节处,小腿的胫骨向内旋转了一个角度,故此称为"膝内翻"。最简单的检查方法是让小儿双足跟、双足掌并拢,放松双腿直立,如两膝存在距离,就说明是有膝内翻。如果让孩子双膝并拢站立,他的踝关节无法靠拢,则说明孩子存在膝外翻,也就是俗称的"X 形腿"。

如果孩子出现以下情况,老师和家长应带孩子去专科医院诊治,即

- 任何肢体的过度弯曲,影响孩子走路或奔跑。
- 一侧肢体弯曲。
- 膝内翻到 3 岁以后反而加重。
- 膝外翻到 11 岁以后更加严重。
- 膝内翻,而且明显比同年龄儿童矮小。

当然佝偻病也是引起幼儿膝内翻(外翻)的原因之一,只是随着儿保意识的加强、维生素 D 的补充,现在维生素 D 缺乏性的佝偻病已经比较少见了。其他原因造成的佝偻病则需要医生仔细问诊和检查才能诊治。

骨 折

孩子们玩得越是激烈,就越容易有摔倒的风险。事实上,当孩子玩耍或参加运动的时候,骨折就很容易发生。儿童大多数的骨折发生在上肢:腕部、前臂或肘部。这是由于当孩子不稳的时候,他们本能地倾向于用手去支撑以防摔倒。

一、骨折的原因

1. 直接暴力　暴力直接作用于骨骼某一部位而致该部位骨折,常伴有不同程度软组织破坏。如车轮撞击小腿,于撞击处发生胫腓骨骨干骨折。

2. 间接暴力　间接暴力作用时通过纵向传导、杠杆作用或扭转作用使远处发生骨折,如从高处跌下足部着地时,躯干因重力关系急剧向前屈曲,胸腰脊柱交界处椎体受折刀力的作用而发生压缩性骨折。

3. 积累性劳损　长期、反复、轻微的直接或间接损伤可致使肢体某一特定部位骨折,如远距离行军易致第二、三跖骨及腓骨下 1/3 骨干骨折。

二、症状及处理

一旦孩子有骨折,就会有一些特有的表现:局部疼痛、肿胀、甚至有局部的畸形。当然,如果骨折没有移位,上述症状就不一定都出现,因此临床上诊断就相对困难一点。

下列的一些迹象提示孩子可能存在骨折:

- 在孩子受伤的时候听见骨头断裂或类似摩擦的声音。
- 损伤部位出现肿胀、疼痛非常剧烈。
- 负重、触摸、按压或移动都会使孩子感觉到疼痛。
- 损伤部位看上去有变形。骨折严重时,破损的骨头甚至会穿破皮肤。

如果怀疑孩子可能骨折了,那么最好马上去医院诊治。如果存在以下情况,最好不要移动孩子,马上打急救电话:

- 宝宝损伤的部位是头、颈部,或背部,而且看上去很严重。
- 骨头从皮肤表面穿出来。此时最好让宝宝平躺,用干净的纱布或比较厚实的衣服按压住伤口,等待

救护人员的到来。不要试图去清洗伤口或将受伤的骨头按压回去。

如果骨折严重,孩子可能需要手术,不要再让孩子进食任何食物。如果受伤不是很严重,那么您可以遵照以下步骤尽快使受伤部位稳定。

(1) 尽可能褪去衣服。最好用剪刀把衣服剪开,而不能像往常一样让孩子的肢体从衣服里自己脱出来,后者不仅会使孩子更痛苦而且可能会加重损伤。

(2) 如果可能局部用冰袋按压。

(3) 局部用自制的小夹板或木板固定。

(4) 保持肢体受伤的体位。

(5) 用柔软的垫子保护受伤部位。

(6) 受伤部位的周围用一些硬物支撑(可以选木板或卷成一卷的报纸),这些硬物的长度最好能覆盖受伤部位上下两个关节。

三、几种不同类型的骨折

医生通过检查损伤的部位可以大致告诉家长是否存在骨折,但医生还是会要求给宝宝拍个 X 线片以明确诊断是哪种类型的骨折。

由于儿童的骨骼比较柔软,有时骨骼仅仅是弯曲而不是完全的断裂,常见的儿童骨折类型有以下几种。

- 隆起骨折:骨骼的一侧弯曲造成一侧有轻微的隆起,而另一侧没有断裂。
- 青枝骨折:骨骼的一侧发生部分骨折而断裂,而另一侧仅仅是弯曲(这种骨折类似于您试图掰断一个小树枝,一侧掰断而另一侧还连接着)。
- 发育成熟的骨骼骨折常常是完全性的,不过如果外力足够强大那么也会使年轻的骨骼完全断裂,完全的骨折类型有:①闭合性骨折:骨折没有穿透皮肤;②开放性骨折:断裂的骨头穿破了皮肤,这种骨折很容易引起继发性的感染;③非移位骨折:断裂的骨头还在一直线上,没有发生移位;④移位骨折:断裂的骨头发生了移位,两侧中只要有一侧发生偏移就可诊断此类型,而这种骨折常常需要手术治疗,以确保以后的功能不受影响。
- 骨裂:骨头上仅仅见一裂缝。
- 粉碎性骨折:骨头损伤后碎裂成 2 块以上。
- 多发性骨折:一个骨头两处或多处骨折。

四、处理原则

儿童骨折以保守治疗为主,大部分骨折不需要手术治疗,只需要石膏固定即可。如有关节内骨折,或明显移位无法复位,复位后无法保持稳定的骨折,可切开复位,同时予以内固定。

五、预防

学龄前儿童比较顽皮,需要实时监管,尽量避免意外发生。

1. 避免直接暴力　尽量避免孩子受重物打击,撞伤或车轮轧伤等外力损伤。放好家中的沉重物品,以免孩子打翻击伤自己;外出时,看护好孩子,避免孩子遭受突来的撞击;另外,更要注意孩子在路上的安全,避免孩子遭受机动车的伤害。

2. 预防间接暴力　尽量避免孩子从高处摔下,摔伤或滑倒,导致骨折。让孩子尽量在软的地面玩耍,如草地、沙地或铺了塑胶的游乐场所;不宜让孩子站在太高之处,在游乐场玩耍时也要注意孩子,避免从器械上掉下来,并有专人照看;另外,走路和爬楼梯时,也要注意孩子的安全,尽量避免孩子跌倒、摔伤。

第九章　幼儿常见症状和处理

骨 骼 畸 形

虽然骨骼是人体最坚硬的器官,但是儿童一直处于生长发育阶段,因此骨骼始终处于变化的状态中,一旦出现营养不良、生长激素缺乏或其他可影响骨骼代谢的疾病,就会影响骨骼的生长。某些药物(如类固醇药物)的长期治疗也会影响骨骼的正常发育。

常见的导致骨骼畸形的病因有:①内分泌疾病,如糖尿病、甲状腺低下、垂体病变。②骨骼发育异常。③母亲怀孕时服用了一些药物。④维生素 D 或 K 缺乏。

如果出现以下症状,应带孩子去医院诊治:①孩子走路一瘸一拐。②孩子的肩膀一侧比另一侧高,或脊柱出现弯曲。③孩子的胸廓不对称,或出现异常的"漏斗胸"、"鸡胸",即胸骨凹陷或突起。④孩子下肢出现明显的"X"形腿或"O"形腿。

第五节 其他常见症状

发 热

体温升高是小儿疾病时常见的一种临床表现。正常小儿的肛温在 36.9~37.5℃之间,舌下温度较肛温低 0.3~0.5℃,腋下温度为 36~37℃。不同个体的正常体温会稍有差异,但若体温超过其基础体温 1℃以上时,则一般认为是"发热"。

 一、病因

引起发热的病因可分为感染性和非感染性两大类。

1. 感染性发热 由各种病原体,如细菌、病毒、支原体、真菌、原虫、寄生虫所引起的感染,均可导致发热。

2. 非感染性发热 结缔组织疾病,如风湿热、幼年类风湿关节炎、川崎病等。恶性肿瘤,以白血病多见。内分泌性疾病,如甲状腺功能亢进。由于应用药物或者血清制品引起的发热。累及下丘脑体温调节中枢的疾病如颅脑损伤、大脑发育不全、脑炎后遗症、间脑病变等。散热障碍,如广泛性皮炎、鱼鳞病、先天性外胚层发育不良或大面积烫烧伤造成的汗腺缺乏、严重失水、失血等。癫痫大发作,使产热增多亦可引起发热。中枢性发热,如大脑发育不全、脑出血等使体温调节中枢受损引起发热,以及暑热症等。

 二、处理原则

1. 物理降温 物理降温适用于高热而循环良好的幼儿。物理降温的方法很多,有头部冷敷、温水擦浴、酒精擦浴、冷盐水灌肠等方法。这些方法做起来一般都很简单,而且不存在药物降温的不良反应。因此,在幼儿发热的时候,幼儿园老师可以选取一些简单易操作的方法来帮助幼儿降温。

2. 及时就医 若温度超过 39℃或者更高,通知患儿家长及时就诊,请儿科医生采取降温措施。

牙 齿 疾 病

大多数孩子 6 个月时开始出牙,约到 3 岁前乳牙出齐。乳牙良好的发育有利于语言发育,也可以让孩子能很好地咀嚼以助于维持孩子良好的营养状态,乳牙的生长可以给恒牙预留发育的空间。正常孩子6岁时开始换牙,6～12岁孩子完成换牙过程。

一、牙痛

牙痛的原因有多种可能,孩子牙痛的原因常与牙齿萌出、口腔黏膜疼痛、耳痛和鼻窦炎有关。因此,孩子牙痛时,家长应带孩子去看医生,明确牙痛的原因以进一步治疗。

1. 表现 孩子是否出现以下情况:牙齿疼痛、流涎,如孩子年龄比较大,请他指出疼痛部位或说出具体哪颗牙齿痛。

2. 处理原则 ①用温水冲洗孩子的口腔。②用牙线取出牙缝里残留的食物残渣等。③检查牙齿周围是否有肿胀或脓疱,这些提示牙齿周围组织可能发炎化脓。④检查牙齿是否松动。⑤通知家长孩子有牙痛,需要去医院就诊。

二、龋齿

1. 病因 细菌与唾液中的黏蛋白、食物残屑混合在一起,牢固地黏附在牙齿表面和窝沟中,形成菌斑,食物中的碳水化合物在菌斑中产酸,既为细菌生存提供能量,又使牙齿受到侵蚀、脱矿,从而产生了龋洞。

牙齿的形态、矿化程度和组织结构与龋病的发生有直接关系,钙化良好的牙齿抗龋性高;唾液是牙齿的外环境,起着缓冲、洗涤、抗菌或抑菌等作用,量少而稠的唾液易于滞留在口腔,可助长菌斑形成和黏附在牙齿的表面。

2. 表现 不论是乳牙或恒牙都可以发生龋齿,龋病的发生有一个较长的过程,从初期龋到形成龋洞一般需要1.5～2年。先是牙釉质发生龋蚀,牙冠龋坏的部位色泽变成灰暗,牙面上不光滑,易有牙垢堆积。龋齿初期患儿不感疼痛,当龋洞发展到牙本质时,遇到冷、热、酸、咸、甜的食物时才发生疼痛;如果龋洞较深,与牙髓接近或穿到牙髓,则可引起难以忍受的酸痛。龋洞内经常有食物嵌入,发出腐败难闻的臭气。随着龋洞不断地扩大,牙冠就会一块块地崩溃,最后只留下残余牙根。

患儿由于龋牙疼痛以及龋牙早失,导致咀嚼功能降低,胃肠消化吸收减弱,可造成机体营养不良,使生长发育受到影响。另外,因患儿长期偏侧咀嚼的习惯,会造成面部发育不对称。当龋齿引起牙根尖周围感染时,往往会形成感染病灶,造成全身性感染。婴幼儿期是语言学习的关键时期,若乳牙龋坏或缺失会造成发音不清,有些患儿也会因乳前牙区严重龋坏而羞于开口,从而对其心理造成不良影响。

3. 处理原则 一旦发现幼儿出现龋齿,应及时去医院诊治,以免病情加重。龋齿治疗后,一定要做好口腔卫生工作,养成正确刷牙的良好习惯。只有口腔环境清洁了,才不会再次引起细菌感染,龋齿也就不会再复发了。为龋齿患儿准备的食物不能过硬或者黏性过大,以防止牙齿修复部位的损坏。平时还要注意按时去医院复诊,以进行口腔常规检查。

4. 预防

- 预防龋齿应从孕期开始,母孕期应及时补充蛋白质、钙质、维生素等,以保证胎儿牙胚发育正常。
- 教育幼儿从小养成良好的卫生习惯,饭后要漱口,每天早晚刷牙两次,刷牙时应选择软毛幼儿牙刷,较年长的幼儿可使用含氟的牙膏以预防龋齿。临睡前不要吃糖果和零食,平时尽量少用吸管喝饮料,两岁后幼儿不应再使用安抚奶嘴。
- 幼儿食物要多样化,注意膳食平衡。需要补充钙、磷等其他矿物质和各种维生素,以提供牙齿发育所需要的丰富营养物质,还要注意多咀嚼韧性较大的食物。
- 许多幼儿药物中含有糖分,这也会增加龋齿的发生率。抗生素及某些哮喘药物会导致酵母过量生长,引起真菌感染,因此服完此类药物后要及时漱口。
- 幼儿一定要定期检查口腔,以便早期发现龋齿,并进行早期治疗。2～5岁幼儿每2～3个月检查一次,6～12岁幼儿每隔半年检查1次,12岁以上幼儿每年检查1次。
- 一些幼儿由于牙列不齐可致使食物嵌塞或滞留,因此预防牙列不齐可有利于减少龋齿的发生,在换牙期应及时拔除滞留的乳牙及多生牙,并矫正错位牙、修复缺失牙等。

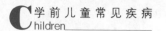

经 常 生 病

经常生病是指一年中反复患有上呼吸道感染5～7次以上或下呼吸道感染2～3次以上,至少有2次腹泻及呕吐。3岁以后儿童免疫系统逐渐成熟,感染机会明显减少。急性疾病易干扰免疫系统,有哮喘等慢性病的患儿也容易患呼吸道感染。少数儿童由于缺乏对感染的抵抗力而常常生病。有些孩子的免疫系统发育不完善,他们对特殊的细菌不能产生免疫力,从而会引起反复感染。

一、病因

1. 内在因素

(1) 免疫系统发育不完善:原发性免疫缺陷病是经常生病的常见原因。

(2) 先天性疾病和慢性疾病:如先天性心脏病可使肺循环明显充血,易反复发生呼吸道感染。肾病综合征等其他原因引起的低蛋白血症,先天性胰蛋白酶缺乏症等均可导致经常生病。

2. 外在因素

(1) 与营养有关:儿童生长发育迅速,偏食或长期食欲不振,造成营养不良和锌、铁、硒等多种微量元素及维生素A、维生素D缺乏。患儿机体免疫功能下降,易引起经常生病。

(2) 与环境因素有关:居住地人口密集,人口流动多,空气流动差,会增加发病率。汽车尾气、工业污水、废气和化工生产废料等对空气的污染,室内装修、油漆和被动吸烟等,使有害气体吸入呼吸道,影响肺换气功能,降低呼吸道抵抗力而引起发病。

二、处理原则

有下列情况之一者应让患儿家长咨询相关的儿科医生:

(1) 反复发热,体温高于39℃。

(2) 反复生疖子或者皮肤感染的其他症状。

(3) 经常咽痛,有或没有流涕及咳嗽。

(4) 一年有3次或者以上的耳部感染。

三、预防

1. 合理喂养 适当补充人体必需的微量元素及维生素,如铁、锌、维生素A、维生素C、维生素B和维生素D等,促进体内各种酶和蛋白质的合成及淋巴组织发育,维持体内正常营养状态和生理功能。

2. 适当的户外运动 多晒太阳,加强体格锻炼。

3. 室内保持新鲜空气 室内经常通风,避免或者脱离污染的环境。

4. 积极去除诱因 积极治疗慢性鼻窦炎、慢性扁桃体炎和慢性咽炎等;改善营养不良;治疗佝偻病、慢性腹泻和结核等。

视 力 问 题

新生儿出生后即表现有视力,但要经过一个视力发育过程,婴儿时期由于视觉系统尚未发育成熟,视力不尽完善,部分3岁儿童可接近正常水平(1.0),至6岁左右才完全成熟。影响视力发育的因素包括眼结构异常、全身性疾病及环境因素等。视力<1.0可称为"视力低常"，但视力低常不等于视力异常。在儿童中视力低常的原因主要是屈光不正（近视、远视、散光）、斜视和弱视，其中屈光不正是儿童中较为常见的眼病，斜视和弱视多因屈光不正造成。

一、屈光不正

正常时眼在无调节的状态下，远距离（5米以外）的平行光线经眼的屈光系统折射后在视网膜上聚焦，因而能看清远处的物体，称为正视眼。如平行光线经眼的屈光作用后，不能在视网膜上聚焦，称为非正视眼，又叫屈光不正，包括远视、近视、散光及屈光参差。造成屈光不正的原因很多，其中遗传因素是重要的原因。当然不合理的用眼也是不可忽视的原因，儿童处于生长发育时期，又不注意用眼卫生，如看书、写字的姿势不正确，或者光线不好，造成眼与书的距离太近，或者看书时间过长，或者走路、坐车看书等都可造成眼睛过度疲劳，造成屈光不正。

（一）近视

1. **病因**　正常眼球在调节松弛的状态下，平行于眼球的光线经过眼的屈光系统后，焦点正好落在视网膜上，从而能够看清不同距离的近处目标。近视患者的眼球前后径过度增长，在看远处时，平行光线通过眼球屈光系统的折射后，聚焦在视网膜前，不能在视网膜上形成清晰的成像，因此也就无法看清物体；而在看近处的物体时，成像会后移到视网膜上，因此可以看清。虽然近视与遗传有一定的关系，但多数近视的发生还是与用眼习惯有关。幼儿早期近距离用眼过多，如看书、看电脑等都会导致近视发生率增加。

2. **表现**　近视即看近处物体清楚，看远处物体模糊。有些患儿在看远处物体时会眯起眼睛以便能看得清晰些，老师平时若发现有此类现象，可督促家长带幼儿前去医院进行眼部检查。

3. **处理原则**　正处于生长期的幼儿，眼球发育还未完善，视力也没有定型，因此很多都是假性近视，可以通过配戴合适的眼镜来矫正视力。一旦幼儿出现不良的用眼习惯或视物不清时，要及时去医院做眼部检查，由专业的医生来确定是否需要矫正视力，并选取合适的眼镜，千万不可随意加深眼镜度数。若已确定幼儿需要佩戴眼镜的话，千万不能脱脱戴戴，不然反而会导致近视加重。一般不建议幼儿使用隐形眼镜，更不可做激光手术治疗。

4. **预防**　平时老师要多注意观察幼儿的用眼习惯，督促幼儿从小养成良好的卫生习惯。
- 注意读写姿势：看书、写字时，眼睛与书本的距离应保持在30 cm左右。坐的姿势要端正，头要放正，背部要挺直。
- 不要长时间阅读或书写：一般读、写一段时间后要休息5～10分钟，两眼向远处眺望（最好远处有绿色的树木），以使眼肌能得到充分的休息。
- 注意看书、写字时的光线：读写时的光线不能太强也不能太弱，更不能在阳光下阅读。写字时注意光线来源，以免手部的阴影妨碍了视线。
- 不要在车上看书：由于车子的颠簸，眼睛在阅读时不容易调节；看电视、玩电子游戏的时间应当有所限制；不能让幼儿躺在床上看书，更不能打着手电筒躲在被窝里看书。
- 注意幼儿阅读的书籍字体不能太小，要与年龄相仿，幼儿比较适合看以图片为主的连环画等。
- 较年长儿可定期做一下眼保健操，以缓解眼部的疲劳。
- 提醒幼儿看电视时不能离电视机太近，也不要躺着看电视。

（二）远视

1. **病因**　由于眼球的前后径较短，平行光线经过眼睛的屈光系统后，焦点在视网膜后形成虚焦点，便形成了远视。幼儿的远视大多是由于先天因素造成的。

2. **表现**　每个孩子出生时都是远视，随着年龄的增长会逐渐减轻症状，3岁时远视度数下降到100～200度，如果远视度数大于300度则可能会造成弱视，而幼儿内斜视中约75%是由远视眼引起。与近视相比，幼儿远视往往不容易引起家长的注意，有些幼儿在阅读、画画、写字等近距离工作时，会出现头痛，还有些幼儿则可有眼胀、眼酸、流泪、注意力不集中、容易疲劳等症状，因此老师千万不能大意。

3. 预防 幼儿视力发育的敏感期在 2～9 岁，因此，这个阶段也是治疗远视和弱视的最佳时机，若错过了这个时期，则疗效欠佳。有些单眼远视、弱视的幼儿因单眼视力好不容易被老师和家长发现，等确诊时往往已经过了治疗的敏感期，因此，幼儿 3 岁以后一定要定期检查视力，做到早发现、早治疗。

4. 处理原则 目前对于远视的治疗主要还是应该去正规的医院，患儿需接受专业技术人员的散瞳验光检查，一旦确定远视程度，就可选择合适的镜片度数配镜，并且要坚持戴眼镜。如果有弱视的患儿，还要接受专业的弱视训练。

（三）散光

平行光线经眼的折射后不能形成一个焦点，而形成前后两条焦线，为散光。多因角膜曲度不均匀所致。散光容易引起头痛及视力疲劳等，需散瞳验光，用柱镜片矫正，散光在 1 屈光度以上者，应配戴眼镜。

二、斜视

当两眼向前看或向其他方向转动时，视轴不平行，一眼向内、外、上或下斜，即为斜视。儿童斜视包括在出生或生后早期发生的先天性斜视和在儿童期视觉发育尚处于敏感期容易遭受损害时发生的后天性斜视。生后数周内的婴儿，因缺乏双眼单视能力，可有暂时性斜视，6 个月时一般不再有斜视。可分为共同性斜视和非共同性斜视。前者多因屈光不正，使调节和辐辏功能失调所致，一般发生于 6 岁之前，多见于 3 岁左右儿童。

处理原则：对于共同斜视首先纠正屈光不正，治疗弱视，提高视力，应常规散瞳验光检查，配戴合适的矫正眼镜。如戴眼镜 3～6 个月后未见效，则应考虑手术矫正。对非共同性斜视应根据病因而给予治疗。

三、弱视

弱视是指眼球无器质性病变而矫正视力不能达到正常者(低于 0.9 者)，是儿童发育过程中常见病，发病率为 2%～3%。患儿由于视力低下，不能有完善的双眼视觉。如能早期治疗是可逆的。

1. 病因 弱视可由以下原因引起。

（1）斜视性弱视：此类弱视发生在单眼性斜视时。双眼交替性斜视不形成斜视性弱视。

（2）屈光参差性弱视：由于两眼的屈光参差较大，黄斑形成的物像大小及清晰度不等，屈光度较大的一眼存在形觉剥夺，导致发生屈光参差性弱视。

（3）屈光不正性弱视：多发生于未戴过屈光矫正眼镜的高度屈光不正患者。主要见于高度远视或散光，常为双侧性。两眼最佳矫正视力相等或相近。一般认为远视≥5.00DS(球镜的度数，即近视或者远视的度数)，散光≥2.00DC(柱镜的度数，即散光的度数)，近视≥10DS 会增加产生弱视的危险性。

（4）形觉剥夺性弱视：多发生在有屈光间质混浊的儿童(如先天性白内障、角膜混浊)，完全性上睑下垂、医源性眼睑缝合或遮盖等情况。由于形觉刺激不足，剥夺了黄斑形成清晰物像的机会而形成弱视。剥夺性弱视可为单侧或双侧，单侧较双侧更为严重。形觉剥夺性弱视形成所需要的时间比形成斜视性弱视、屈光参差性弱视及屈光不正性弱视的时间要短。婴幼儿即便短暂地遮盖单眼也可能引起剥夺性弱视。有研究表明，7 天不恰当的单眼遮盖就可以形成不可逆的弱视。因此，在视觉发育关键期应该避免不恰当的单眼遮盖。

2. 处理原则 弱视应尽早治疗，疗效与发病年龄、治疗开始年龄有关。6 岁前开始治疗，疗效最好。12 岁以后视力不能恢复。弱视治愈后可能复发，治愈后还需观察 2～3 年。

（1）屈光矫正的配镜原则：治疗弱视，多数病儿首先需要配戴矫正眼镜。

（2）遮盖疗法：包括常规遮盖、部分时间遮盖和不完全遮盖 3 种疗法。

（3）视觉刺激疗法：适用于中度或轻度弱视病儿，尤其对双眼性屈光不正性弱视效果为佳。治疗时遮盖健眼。

（4）手术矫正眼位：有斜视的弱视病儿应在弱视治愈后及时手术矫正眼位。

（5）其他疗法：需到眼科专科门诊请专科医师进行诊治。

四、结膜炎

结膜炎,俗称红眼病,就是结膜红肿发炎。结膜是指眼睛内覆盖白色部分的眼球以及眼皮内侧的一层薄的组织。结膜炎有几种类型,包括细菌性、病毒性、过敏性以及化学性。结膜炎的传染性较强,多是由于污染的手指、面巾等媒介物,将细菌直接带入眼内。由于患者用手擦拭受感染眼睛流出的分泌物后,再去触碰另一只健康的眼睛会导致另一只眼睛也常受累。

1. 表现

(1)眼睛发红、不适、疼痛、畏光、流泪、有摩擦感或者异物感、视力障碍。

(2)黄色水样眼睛分泌物。

(3)当孩子从睡眠中醒来,因为分泌物聚集变厚、变硬使得眼皮粘在一起,一下睁不开。

(4)检查见眼结膜充血明显、水肿、覆大量脓性分泌物。

(5)水样的分泌物提示可能是病毒感染,或者是过敏或者是化学性结膜炎。

(6)黄色的脓性分泌物则提示很可能是细菌感染,可能需要抗生素治疗。

2. 处理原则

(1)用干净的纸巾擦拭眼睛分泌物,如果有必要可以用消毒纱布浸湿后擦拭。擦拭每个眼睛时,注意从眼睛内侧角向外侧方向擦拭。

(2)不要让孩子用手触碰受感染的眼睛。

(3)让家长带孩子去医院就诊。

(4)按照医生的指导,正确给孩子用眼药水或眼药膏。

(5)一般情况,孩子如果眼睛发红或者有黄绿色的分泌物,这就提示有细菌感染,这时不建议孩子去幼儿园上学。细菌性结膜炎的孩子在使用抗生素眼药水治疗后症状消失,可以回幼儿园上学。除了细菌性结膜炎,其他原因引起的结膜炎可以继续上学。

3. 预防 加强宣传教育,养成良好的卫生习惯,用自己的毛巾和手帕,不要揉眼睛。应经常彻底洗手,同时要教会孩子正确洗手的方式。勤洗手绢,毛巾专用,定期煮沸消毒。

本章小结

本章阐述的基本内容有:

○ 1. 儿童常见的皮肤、消化道、呼吸道症状和一些运动系统症状的原因、识别、处理原则和预防措施。

○ 2. 儿童常见的皮肤、消化道、呼吸道症状和运动系统症状及其他症状的处理原则。

○ 3. 幼儿发热、口腔疾病和眼科常见疾病的表现、处理原则和预防。

基本要点

本章介绍了幼儿常见皮肤病如湿疹及虫咬皮炎的常见表现、处理原则和预防。介绍了出血或淤斑、皮肤青紫伴随的引起重视的情况,应当及时送医院诊治。介绍了瘙痒的原因,随后针对一些原因采取一定的措施。幼儿若出现黄疸应由儿科医生诊治。

幼儿若出现食欲低下、腹痛、腹胀、便秘、便血等消化道症状,应及时予以识别,协助医生诊断和治疗,加强护理和预防。

对幼儿发生的一些常见的呼吸系统症状如咳嗽、呼吸困难、鼻塞、流涕、咽喉疼痛,介绍了其发生的病因、表现及处理原则。对一些运动系统常见的症状如四肢痛、肌肉疼痛、背部疼痛、膝内翻(外翻)、骨折、骨骼畸形的表现及处理也进行了介绍。

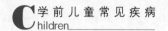
另外介绍了其他症状或者疾病如发热、牙齿疾病、经常生病、视力问题、结膜炎（红眼病）的表现、处理要点及预防。发现上述症状，不仅应能识别，而且还要掌握基本的护理、治疗和预防。

思考与探索

1. 简述幼儿呼吸道异物的急救方法。
2. 幼儿摔倒后如何判断是否存在骨折？如何在现场做一些简单处理？
3. 如何识别孩子是否发热？如何在幼儿园为孩子实施物理降温？

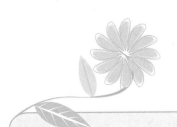

参考文献

1. 于洁. 儿科学. 第 6 版. 北京:人民卫生出版社,2009

2. 薛辛东. 儿科学. 第 2 版. 北京:人民卫生出版社,2010

3. 肖建武. 儿科护理学. 北京:中国医药科技出版社,2009

4. 宁寿葆. 现代实用儿科学. 上海:复旦大学出版社,2004

5. 黄选兆,汪吉宝,孔维佳. 实用耳鼻咽喉头颈外科学. 北京:人民卫生出版社,2011

6. 李学佩. 耳鼻咽喉科学. 北京:北京大学医学出版社,2003

7. 孔维佳. 耳鼻咽喉头颈外科学. 北京:人民卫生出版社,2010

8. 张亚梅,张天宇. 实用小儿耳鼻咽喉科学. 北京:人民卫生出版社,2011

9. 梁军,张亚梅,王晋,等. 儿童腺样体肥大 120 例临床分析. 现代诊断与治疗,2005:16(4):243～244

10. 沈晓明,王卫平. 儿科学. 第 7 版. 北京:人民卫生出版社,2008

11. 刘湘云,陈荣华,赵正言. 儿童保健学. 第 4 版. 南京:江苏科学技术出版社,2011

12. 王祖承,方贻儒. 精神病学. 上海:上海科技教育出版社,2011

13. 杜亚松. 儿童心理障碍治疗学. 上海:上海科学技术出版社,2005

14. 张劲松,姚国英. 0～6 岁儿童心理健康保健:儿童保健医生指导手册. 上海:上海科学技术文献出版社,2010

15. 陶国泰. 儿童少年精神医学. 南京:江苏科学技术出版社,2000

16. 郭延庆. 应用行为分析与儿童行为管理. 北京:华夏出版社,2012

17. 胡亚美,江载芳,诸福棠. 实用儿科学. 第 7 版. 北京:人民卫生出版社,2008

18. 江帆,王莹. 儿童急症救助. 北京:人民卫生出版社,2007

19. 廖奎清. 儿科症状鉴别诊断学. 北京:人民卫生出版社,2005

20. 徐书珍,初建芳,于永锋. 儿科疾病症状鉴别诊断学. 北京:军事医学科学出版社,2012

21. 陈沅. 儿科症状鉴别诊断. 上海:上海科学技术出版社,2005

22. 江德胜,余养居. 耳鼻咽喉-头颈外科临床诊疗手册. 北京:世界图书出版公司,2006

图书在版编目(CIP)数据

学前儿童常见疾病/张劲松主编.—上海:复旦大学出版社,2013.9(2023.4 重印)
普通高等学校学前教育专业系列教材
ISBN 978-7-309-10000-6

Ⅰ.学… Ⅱ.张… Ⅲ.小儿疾病-防治-幼儿师范学校-教材 Ⅳ.R72

中国版本图书馆 CIP 数据核字(2013)第 196008 号

学前儿童常见疾病
张劲松 主编
责任编辑/傅淑娟

复旦大学出版社有限公司出版发行
上海市国权路 579 号 邮编:200433
网址:fupnet@ fudanpress.com http://www.fudanpress.com
门市零售:86-21-65102580 团体订购:86-21-65104505
出版部电话:86-21-65642845
浙江临安曙光印务有限公司

开本 890×1240 1/16 印张 8.5 字数 262 千
2013 年 9 月第 1 版
2023 年 4 月第 1 版第 8 次印刷
印数 22 701—25 800

ISBN 978-7-309-10000-6/R · 1340
定价:29.00 元